Peter Sefrin

# Polytrauma und Stoffwechsel

Mit 28 Abbildungen

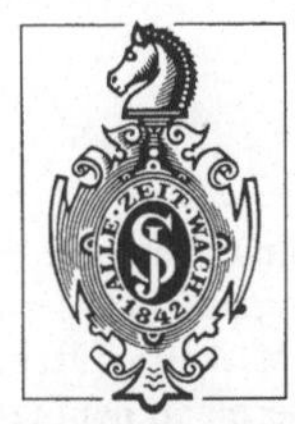

Springer-Verlag
Berlin Heidelberg New York 1981

Priv.-Doz. Dr. med., Dr. med. habil. Peter Sefrin
Oberarzt am Institut für Anaesthesiologie der
Universität Würzburg
Josef-Schneider-Straße 2
8700 Würzburg

ISBN-13"978-3-540-10525-1          e-ISBN-13: 978-3-642-67940-7
DOI: 10.1007/978-3-642-67940-7

CIP-Kurztitelaufnahme der Deutschen Bibliothek
**Sefrin, Peter:**
Polytrauma und Stoffwechsel / Peter Sefrin.
– Berlin; Heidelberg; New York: Springer, 1981.
(Anaesthesiologie und Intensivmedizin; 135)



Satz: Schreibsatz Service Weihrauch, Würzburg

2127/3321-543210

# 135

Anaesthesiologie und Intensivmedizin
Anaesthesiology
and Intensive Care Medicine

Herausgeber:
H. Bergmann · Linz (Schriftleiter)
J.B. Brückner · Berlin   R. Frey · Mainz
M. Gemperle · Genève   W.F. Henschel · Bremen
O. Mayrhofer · Wien   K. Peter · München

# Vorwort

Durch die Reorganisation der Rettungsdienste und durch eine Verschiebung des Unfallgeschehens gelangen immer mehr Polytraumatisierte in die Hand des Arztes. Ihr Schicksal hängt davon ab, wie gut die verschiedenen Schädigungen erkannt und wie zuverlässig die Schwere des Verletzungsgrades eingeschätzt wird. Dabei wird nicht nur der erstbehandelnde Arzt am Ort des Geschehens, sondern auch der Klinikarzt vor schwerwiegende Entscheidungen gestellt. Die Letalität in der Literatur schwankt je nach Definition zwischen 25 und 70%. Polytraumatisierte sind einerseits durch die erlittenen Verletzungen, andererseits durch den damit verbundenen traumatisch-hämorrhagischen Schock und daraus resultierenden pathologischen Verläufe vital gefährdet.

Bei der Entscheidung über die Art der zu beginnenden Therapie reicht es nicht aus, sich auf den klinischen Gesamteindruck zu verlassen. Laborchemische Parameter können bei der Entscheidung der Lage eine wertvolle Hilfe sein, wobei nicht verkannt wird, daß sie keineswegs als alleinige Grundlage des therapeutischen Konzeptes dienen können. So vielfach die Einzelverletzungen sein können, so uniform sind die pathophysiologischen Reaktionen auf die Verletzungen. Eine erfolgreiche Therapie muß zwangsläufig interdisziplinär sowohl die Einzelschädigungen berücksichtigen, wie auch den Zustand des gesamten Organismus. Somit wird neben einer chirurgischen Versorgung der Traumatisierungen auch die Normalisierung der veränderten physiologischen Systeme erforderlich sein. Der Organismus reagiert auf die Traumatisation sofort, d.h. nach wenigen Minuten mit einer Umstellung der Stellgrößen des Stoffwechsels. Diese Umstellung ist keineswegs alleinige Folge der veränderten Kreislaufverhältnisse durch den Blutvolumenmangel, sondern humoral initiiert und somit auf alle Stoffwechselkreise sich ausdehnend.

In dem vorliegenden Buch soll der Versuch unternommen werden, einen Einblick in die veränderte Stoffwechselsituation, besonders des Kohlenhydrat- und Proteinstoffwechsels, des Säure-Basen-Haushaltes und des Hämostasepotentials zu bekommen. Diese Synopsis der verschiedenen biochemischen Parameter der frühen posttraumatischen Phase erstreckt sich auf einen Zeitraum von 36 Stunden, wobei erste Befunde bereits am Unfallort erhoben werden konnten und dadurch ein lückenloses Bild ergaben. Da in dieser Frühphase die Weichen für spätere Organmanifestationen gestellt

werden, ist die Kenntnis der Zusammenhänge Grundlage für ein
entsprechendes Therapiekonzept.

Die Polytraumatisation einer Person stellt heute für die behandelnden Ärzte eine besondere Herausforderung dar. Neben einer möglichst guten lokalen Wiederherstellung sollen Komplikationen und Letalität so niedrig wie möglich gehalten werden. Die Kenntnis der pathophysiologischen Änderungen, ihre Ursachen und Auswirkungen auf andere Organsysteme schafft die Voraussetzungen für ein Grundschema von therapeutischen Abläufen für das gesamte Behandlungsteam. Die Therapie der Frühphase wird sich trotz der Besonderheiten — ungünstige Voraussetzungen, Zeitdruck, Fehlen optimaler Gerätschaften — in diesen Gesamtplan einpassen müssen, um die sich anschließende stabilisierende Therapie überhaupt erst zu ermöglichen.

Für die Durchführung der Untersuchungen darf ich mich ganz herzlich bei den Angehörigen des Labors der Medizinischen Poliklinik Würzburg unter der Leitung von Herrn Priv.-Doz. Dr. Weißhaupt und Herrn Dr. Heese, den Angehörigen des Gerinnungslabors der Medizinischen Univ.-Klinik Würzburg unter der Leitung von Herrn Priv.-Doz. Dr. Brunswig, den Angehörigen des Endokrinologischen Labors der Neurochirurgischen Univ.-Klinik Würzburg unter der Leitung von Herrn Dr. Halves, den Angehörigen des Hauptlabors der Medizinischen Univ.-Klinik Würzburg unter der Leitung von Herrn Dr. Keller und Herrn Römmelt und den Angehörigen des Labors des Pharmakologischen Zentrums der Universität Frankfurt unter Leitung von Herrn Professor Dr. Palm bedanken. Nur durch ihre tatkräftige Unterstützung gelang es, die Bestimmungen in der dafür vorgesehenen Zeit durchzuführen.

Mein Dank gilt auch Frau Dr. Haubitz vom Rechenzentrum der Universität Würzburg für die freundliche Beratung und Anleitung bei der Durchführung der statistischen Berechnungen. Mein ausdrücklicher Dank sei auch Herrn Professor Primarius Dr. Bergmann, Linz, für seine Beratung und redaktionelle Mitarbeit bei der Abfassung des Textes sowie der kritischen Überprüfung des Inhalts gesagt.

Würzburg, im Februar 1981                              Peter Sefrin

# Inhaltsverzeichnis

# 1 Einleitung

Das Auto gehört unentbehrlich zum Alltag. Nicht nur seine gewerbliche Nutzung als Transportmittel, sondern auch sein vielfacher Einsatz bei der Gestaltung der Freizeit kann dazu beitragen, daß das Verkehrsaufkommen in ständigem Steigen begriffen ist. Zwangsläufig führt diese Steigerung auch zu einer zunehmenden Gefährdung des Menschen im Verkehr.

Die Unfallzahl des Jahres 1976 z.B. setzt im Vergleich zu 1975 die Tendenz eines stetigen Anstieges fort. Es gab in der Bundesrepublik Deutschland 356 500 Unfälle mit Personenschaden, wobei 14 560 Personen getötet und 475 700 verletzt wurden. Dabei sind die Zahlen gegenüber dem Vorjahr um 1,9% bei den Toten gesunken und um 4,9% bei den Verletzten gestiegen [360].

Neben den Verkehrsunfällen, die allerdings die höchste Zahl der Unfallopfer und Mehrfachverletzten forderte [49], gibt es noch eine Vielzahl von anderen Ursachen, die zu schwersten Verletzungen führen. Die Anzahl der Unfalltoten im Haushalt und in der Freizeit liegt in der Bundesrepublik Deutschland mit 11 052 im Jahre 1973 an zweiter Stelle hinter den Verkehrsunfällen. 14 560 Verunglückte sind innerhalb der ersten 30 Tage nach einem Unfall an verschiedenen Verletzungsfolgen gestorben [339]. Bei Kindern verteilen sich die Unfälle mit 30% auf den Haushalt — überwiegend in der Küche —, 30% auf die Spielunfälle außerhalb des Hauses, 15% beim Sport und in der Schule und nur 25% der Kinder verunglücken bei Verkehrsunfällen [331]. Als einen weiteren Unfalltyp sind Betriebs- und Arbeitsunfälle zu nennen, die jedoch speziell in den Industriestaaten der Welt durch verbesserte Sicherheitsmaßnahmen gesenkt werden konnten [106].

Im Vordergrund der Schädigungsfolgen bei schweren Unfällen steht die Mehrfachverletzung. Abhängig von der Ursache, von der Beschaffenheit des einwirkenden Gegenstandes, von der kinetischen Energie, von der Lokalisation am Körper und der Widerstandsfähigkeit des betroffenen Gewebes kommt es nicht nur zu einer lokalen Schädigung, sondern auch zu Auswirkungen auf den Gesamtorganismus. Erst wenn man die Folgen eines Traumas so sieht, ist mit besseren Aussichten für die rasche Wiederherstellung zu rechnen [42]. In Analogie zu Verbrennungsverletzten, bei denen auch zwischen der lokalen Schädigung und der Verbrennungskrankheit unterschieden wird, kann bei Mehrfachverletzten daher von einer *„Verletzungskrankheit"* gesprochen werden. Die moderne Medizin hat sich in zunehmendem Maße von einer mehr morphologischen über eine physiologische zu einer funktionellen Betrachtungsweise gewandelt. Die metabolischen Abläufe in der posttraumatischen Phase sind bereits 1794 von John Hunter mehr erahnt als in ihrer Bedeutung verstanden worden, als er schrieb: „Es gibt bei Unfallverletzungen einen Zustand, der über den örtlichen Befund hinausgeht und den Allgemeinzustand wie auch den gesamten Heilverlauf zu beeinflußen vermag." [149].

Der Anteil der schweren Mehrfachverletzungen am gesamten Krankengut der Unfallverletzten ist regional verschieden. Während in Heidelberg die Unfälle des täglichen Lebens am häufigsten zu Mehrfachverletzungen führten (43,3%), gefolgt von Verkehrsunfällen (27,2%), sind es im Bochumer Krankengut die Betriebsunfälle mit 75%, denen Verkehrsunfälle mit 22% folgen [268]. In der Statistik der Unfalltodesfälle in der BRD wird das

Hauptkontingent (58%) durch Mehrfachverletzungen infolge von Verkehrsunfällen gestellt
[319]. In den Jahren 1960 bis 1974 betrug der Anteil der Polytraumatisierten in der Unfall-
chirurgischen Universitätsklinik in Gießen 8,1% [83]. Die Erfahrungen der Notärzte
[27, 193, 283] zeigen, daß bei den schweren Unfällen das Polytrauma zum Problem Nr. 1
der Unfallchirurgie und vieler damit konfrontierter medizinischer Fachdisziplinen geworden
ist [106].


## 1.1 Zur Definition der Polytraumatisation

Der Begriff Polytraumatisation ist im operativen Bereich anerkannt. Macik [220] versteht
unter „Polytraumatismus" Kombinationen von Verletzungen mehrerer Organe und Teile
des menschlichen Körpers im Gegensatz zu eng lokalisierten Einzelverletzungen. Wolff
[353] verwendet den Begriff Polytrauma, wenn bei einem Unfallereignis mehrere und „wesentliche" Verletzungen entstehen. Hartel [146] spricht von einem Polytrauma, wenn min-
destens an zwei Organen oder Organsystemen eine Schädigung erfolgte. Hierbei sind Extremitätenverletzungen am häufigsten, gefolgt von Schädel-Hirntraumen. Koslowski et al.
[187] verstehen unter einem Polytrauma die gleichzeitige Verletzung mehrerer Körperregionen, Organsysteme und/oder Organe, z.B. die Kombination von Schädel-Hirnverletzungen mit Frakturen der langen Röhrenknochen einer oberen oder unteren Extremität, oder
eine Verletzung der Brusthöhle und/oder der Bauchorgane mit Schädel-Hirnverletzungen
sowie Frakturen. Kroupa [189] faßt dagegen unter dem Begriff „Polytraumatismus" alle
Mehrfachverletzungen zusammen, ohne eine Unterscheidung hinsichtlich des Schweregrades
der einzelnen Verletzungen zu treffen. Schweiberer et al. [320] definieren das Polytrauma
als Verletzungsmuster, bei welchem wenigstens zwei Körperregionen gleichzeitig betroffen
sind. Nach Gögler [113] gelten als Polytraumatisierte solche, die verschiedene Körperab-
schnitte betreffende Verletzungen haben, wobei jede Verletzung für sich für eine stationäre
Behandlung ausreichend ist. Kremer und Sailer [188] betonen die Dringlichkeitsfragen der
Therapie und definieren das Polytrauma als eine so schwere Verletzung, daß die Versorgung
der einen Wunde die ideale Behandlung der anderen störend beeinflußt. Schließlich definieren Tscherne und Trentz das Polytrauma unter Einbeziehung des Begriffes „lebensbedroh-
lich" [333].
   Für die Beurteilung des Schweregrades einer Verletzung spielt jedoch neben der Aus-
dehnung der Verletzung die gestörte Funktion lebensnotwendiger Organsysteme eine wesentliche Rolle. Allen Polytraumatisierten gemeinsam ist ein Schockgeschehen mit Störung der
vitalen Funktionen.
   Aus diesen unterschiedlichen Beschreibungen, in denen lokale Schäden und die allgemeine Reaktion des Gesamtorganismus berücksichtigt wurden, wurde für die vorliegende
Untersuchung eine Definition des Polytraumas festgelegt, bei der beide Aspekte Berücksichtigung finden:
   Ein Polytrauma liegt also dann vor, wenn *unabhängig vom Schweregrad der einzelnen
Verletzungen gleichzeitig zwei oder mehrere Körperregionen (1. Extremitäten, 2. Schädel
und/oder Abdomen und/oder Thorax) bzw. die darin enthaltenen Organe betroffen sind.*
In jedem Fall kommt es zur Ausbildung eines *traumatisch-hämorrhagischen Schocks.*
   Diese Definition sagt nichts über die Prognose, den Verlauf und die Letalität eines
derartig Verletzten aus. Die Komplexität der verschiedenen Verletzungen sowie deren Auswirkungen, insbesondere auf die vitalen Funktionen, macht eine Zuordnung zu einzelnen

Schweregraden notwendig. Nur so ist es möglich, zu einer vergleichbaren Aussage des unterschiedlichen Krankengutes zu kommen.


## 1.2 Pathophysiologie der Polytraumatisation

Im Gefolge von Gewalteinwirkungen kommt es beim polytraumatisierten Verletzten zu klinisch faßbaren Veränderungen des gesamten Stoffwechsels. Diesen Stoffwechselstörungen liegen meist Störungen der Sauerstoffversorgung und damit der energieliefernden Prozesse zugrunde, die ihre Ursache in der Ausbildung des traumatisch-hämorrhagischen Schocks haben.

Da beim polytraumatisierten Verletzten der äußere Aspekt primär imponiert, sind die Empfehlungen für eine Therapie auch vielfach primär daran orientiert. Es wird allerdings klar unterschieden in die konkurrierende Versorgung der Störungen vitaler Funktionen einerseits und der lokalisierten Einzelverletzung andererseits. Viele Autoren [112, 189, 220, 258, 267, 278, 307, 308, 319, 330] geben detaillierte Behandlungsvorschläge für die Versorgung dieser Verletzten.

Durch die Ausweitung der Primärversorgung auf den außerklinischen Bereich wurden inzwischen auch Empfehlungen und Therapievorschläge für die Behandlung von Polytraumatisierten am Unfallort gemacht [283]. An die aufnehmende Klinik werden Anforderungen zu stellen sein, die eine Maximalversorgung mit allen Einrichtungen der Neuro-, Thorax-, Gefäß-, Abdominal-, Urogenital-, Kiefer- sowie Knochenchirurgie ermöglicht [330]. Richtungsweisend ist die Initiative des American College of Surgeons dessen „Committee on Trauma" Minimalforderungen definiert, die hinsichtlich Ausrüstung und spezialisiertem Personal an Kliniken zu stellen sind, die sich an der Versorgung Mehrfachverletzter beteiligen [361]. Die Frage der Dringlichkeit der Versorgung von Einzelverletzungen im Rahmen einer Polytraumatisation war ebenfalls Gegenstand verschiedener Erörterungen: So beschreiben Kloss [182] ebenso wie Landauer und Kolb [194], sowie Niethard [247] die Bewertung der Schädelhirnverletzungen im Rahmen der Polytraumatisation. Die Versorgung des stumpfen Bauchtraumas wird im Gefolge des polytraumatischen Geschehens ebenso erwogen [29, 330] wie die Therapie der respiratorischen Störungen [112, 194].

Neben der Ersten Hilfe am Unfallort und während des Transportes ist die klinische Primärversorgung bei polytraumatisierten Verletzten von besonderer Bedeutung. Die Wiederherstellung und die Erhaltung der Vitalfunktionen sowie die operative Behandlung der Einzelverletzungen bestimmen das therapeutische Vorgehen. Für die Prognose und die Letalität der Polytraumatisierten ist jedoch die Erkennung und die Behandlung von Veränderungen des Stoffwechsels entscheidend. Störungen des Gesamtstoffwechsels sowie einzelner Stoffwechselkreise spielen daher eine besondere Rolle.

Burri und Henkenmeyer [49] stellten bei Polytraumatisierten den Volumenverlust als Ursache des Schocks in den Mittelpunkt, während Hartel [146] zusätzlich einen kardiopulmonalen, zentralen und septischen Schock nennt. Galle [106] sieht als Ursache des Schocks bei Polytrauma eine innere und äußere Blutung. Allgöwer [6] betonte, daß beim Polytraumatisierten die Schockursache fast immer im eigentlichen Blutverlust liegt, dem sich bald Störungen der Lungenperfusion und -ventilation beigesellen.

Allen Schockformen gemeinsam ist die Reduzierung der zirkulierenden Blutmenge, aus der ein Mißverhältnis zwischen Angebot und Bedarf im Gewebe resultiert. Die Folgen sind eine insuffiziente Perfusion der terminalen Strombahn mit fortschreitender ischämischer

Hypoxidose und nachfolgender Azidose. Die starke posttraumatische adrenale Stimulation bewirkt eine vermehrte Substratmobilisation, wobei im Gefolge des Sauerstoffmangels als Folge der Zentralisation des Kreislaufs die oxydative Energiebereitstellung reduziert ist. Eine Reduktion der nutritiven Durchblutung führt zu einer lokalen Hypoxie mit der bereits erwähnten Azidose.

Allgemeine endokrine Reaktionen bestehen in einer Stimulierung des sympathiko-adrenergen Systems und der Nebennierenrinde sowie in der Reaktion des Renin-Angiotensin-Aldosteron-Mechanismus.

Ausführliche Beschreibungen der pathophysiologischen Zusammenhänge beim Schock-geschehen finden sich vielfach [4, 45, 66, 95, 111, 146, 164, 229, 230, 280, 299, 325, 359]. Infolge der Beeinträchtigung der Gewebsperfusion entgleist der Stoffwechsel. Hypoxie und ATP-Verarmung lassen die Zellfunktion erlahmen [211]. Im Kohlenhydratabbau entstehen unter anaeroben Bedingungen statt 38 Mol ATP nur 2 Mol ATP mit einem vermehrten Anfall von Milch- und Brenztraubensäure. Grundlage der metabolischen Azidose ist der Anfall dieser sauren Stoffwechselendprodukte.

Als weiterer Gesichtspunkt für die Erklärung der posttraumatischen Stoffwechselveränderungen wird die Umstellung des Intermediärstoffwechsels unter Einwirkung einer Aggression, zu der auch das Polytrauma gehört, verstanden. Diese Situation wird von Selye [285] als Streß gedeutet, während Schultis [311] die Stoffwechselfolgen als „Postaggressionsstoffwechsel" bezeichnet.

Nach einer Traumatisation kommt es zu einer Reihe von neuro-endokrinen Veränderungen; die Traumatisierung ist dabei als exogener Reiz anzusehen, der zu einem bestimmten humoralen Reaktionsmuster führt. Verallgemeinernd wird unter der Aktivierung des sympathischen Nervensystems eine gesteigerte Freisetzung von Adrenalin und Noradrenalin verstanden, d.h. eine Freisetzung von Hormonen, die über eine Aktivierung adrenerger Rezeptoren eine ergotrope Funktion ausüben (Übersicht bei 162). Bei einer Reaktion des Organismus auf Einflüsse, die einen Streß bedeuten, spielt neben dem sympathiko-adrenergen System der Hypophysenvorderlappen und die Nebennierenrinde eine wichtige Rolle.

Erste Untersuchungen der Plasmakatecholamine an multipel Traumatisierten stammen von Jäattela et al. [171], die aus der Höhe der Konzentration auf Schweregrad, Verlauf und Prognose schlossen.

Die Veränderungen des Stoffwechsels wurden als Folge des Volumenmangelschocks einerseits und der Streß-Situation durch das Trauma andererseits beschrieben. Es wurden sowohl Veränderungen einzelner Stoffwechselkreise als auch die Einflußnahme der Einzelstoffwechselkreise untereinander aufgezeigt.

Graber [120] teilte 1960 mit, daß es trotz ausreichender Transfusionsbehandlung zu einer Störung der Homöostase kommt. Die Kompensation einer Verringerung des zirkulierenden Blutvolumens besteht in einer Wasser- und Natriumretention bei gleichzeitig vermehrter Kaliumausscheidung. Andererseits kommt es zu einem Verlust von Wasser und Natrium infolge Einstroms dieser Substanzen in die geschädigten Körperbezirke. Der posttraumatische Zustand ist dadurch gekennzeichnet, daß ein erhöhter Natriumbedarf besteht und die Verschiebung des Natriums aus dem Extra- in den Intrazellulärraum eine verminderte Kaliumausscheidung bedingt. Nach Bland [36] steht die Hyponatriämie in direkter Beziehung zum Ausmaß des Traumas. Der Kaliumbedarf des Organismus ist in den ersten posttraumatischen Tagen nicht erhöht. Kalium fällt durch die Traumatisation der Zellen, durch den Abbau von Eiweiß und Kohlenhydraten sowie durch Azidose im Extrazellulärraum vermehrt an und wird ausgeschieden. Ein Prozess, der durch den Hyperaldosteronismus noch gefördert wird. Kolb [184] und Schildberg [304] führten diese Situation jedoch nicht nur auf hämodynamische Veränderungen, sondern auf die posttraumatische Streß-Situation zurück.

Die posttraumatische Hyperglykämie ist seit 100 Jahren bekannt. Schultis und Beisbarth [313] sahen in einer Glukoseverwertungsstörung nach Traumen einen Schutzmechanismus mit einer Drosselung des Glukoseverbrauchs. Folge eines Traumas ist eine Verstärkung der Glykogenolyse, die jedoch nur kurzfristig den Energiebedarf decken kann. Eine ausreichende Bereitstellung von Kohlenhydraten ist nicht nur durch eine Glukoneogenese möglich.

Eine erhöhte Abbaurate der Proteine nach einem Trauma ist seit 45 Jahren bekannt [68, 70]. Nach neueren Untersuchungen ist dabei nicht nur das Enzymprotein, sondern auch das funktionelle Protein betroffen [344]. Nicht nur die Glukokortikoide, sondern auch Glukagon und Schilddrüsenhormon, die in der posttraumatischen Phase vermehrt gebildet werden [45, 117, 174], steigern den Proteinabbau und führen damit zu einer Störung des Gleichgewichts [313]. In der anoxischen Leber wird wegen der verminderten Desaminierung [88] eine Verringerung der Synthese der Proteine nachgewiesen.

Veränderungen des Hämostasepotentials bei polytraumatisierten Verletzten werden wesentlich durch die Ausprägung des traumatisch-hämorrhagischen Schocks bestimmt. Charakteristisch für die posttraumatische Situation ist der vermehrte Umsatz von Gerinnungsfaktoren und Thrombozyten sowie eine Aktivierung des fibrinolytischen Systems [26, 284, 303].

Zusammenfassend kann gesagt werden, daß die posttraumatische Situation gekennzeichnet ist durch eine Glukoseverwertungsstörung, eine gesteigerte Lipolyse, eine gesteigerte Proteinolyse, durch eine Veränderung des Ionengleichgewichtes im Wasser- und Elektrolythaushalt, eine Hämostasestörung und schließlich durch eine vermehrte Sekretion der Hormone der Hypophyse, der Nebennierenrinde und des Nebennierenmarks.


## 1.3 Fragestellung

Untersuchungen über den hämorrhagischen Schock im Tierexperiment liegen in großer Zahl vor [129, 179, 289]. Die Anzahl klinischer Studien am Menschen ist dazu im Vergleich gering. Die ersten systematischen Untersuchungen metabolischer Stoffwechselstörungen an Verletzten sind in verschiedenen Kriegen (I. und II. Weltkrieg, Korea- und Vietnamkrieg) [122, 264], aber auch an Zivilpersonen [66] vorgenommen worden.

Das Wesen vieler klinischer Untersuchungen bestand darin, daß der Flüssigkeitsersatz erst dann begonnen werden konnte, wenn der Patient die Klinik erreicht hatte. So betrug das therapiefreie Intervall im Koreakrieg 3,5 Stunden [165], konnte allerdings im Vietnamkrieg [232] durch den Einsatz von Hubschraubern [148] gesenkt werden. Andere Untersuchungen, speziell der Stoffwechselveränderungen, wurden an Patienten vorgenommen, die sich einer Operation unterziehen mußten [334]. Diese Stoffwechseluntersuchungen beschränkten sich auf Einzelphasen spezieller Stoffwechselgebiete, auf spezielle Organe oder Organfunktionen oder auf das Blut [230]. Die meisten Untersuchungen stammten wiederum von Tieren verschiedener Spezies oder liefen unter verschiedenen Versuchsbedingungen ab und können daher nicht uneingeschränkt auf den Menschen übertragen werden.

Die im folgenden dargestellten Veränderungen des Elektrolyt-Säure-Basen-Haushaltes, des Kohlenhydrat- und des Proteinstoffwechsels sowie des Blutbildes, der Gerinnung und der Katecholamine sollen nun nicht nur quantitativ als Einzelveränderungen dokumentiert werden, es soll vielmehr speziell auch der chronologische Ablauf zum Ausdruck kommen. Hierbei erscheint die Frage nach dem frühesten Auftreten dieser Störungen nach einer Traumatisierung von besonderer Bedeutung.

Ein Anliegen dieser Befunderhebung ist es, die ersten Untersuchungen an den Unfallort vorzuverlegen und so bereits wenige Minuten nach der Traumatisierung Einblicke in die Reaktionsabläufe des Organismus zu erhalten, obwohl Buchborn [41] annimmt, daß die Stoffwechselveränderungen beim traumatischen Schock erst einige Stunden nach dem auslösenden Ereignis in Erscheinung treten. Der Zeitraum der weiteren Blutentnahmen erstreckte sich auf die Frühphase des posttraumatischen Zustandes, während Spätveränderungen, insbesondere einzelne Organmanifestationen, nicht berücksichtigt wurden.

Untersucht wurden peripher zugängliche Stoffwechselparameter, um das Verhalten der verschiedenen Stoffwechselkreise und eine mögliche Korrelation untereinander zu analysieren. Mit Absicht wurden dabei die Bestimmungen auf routinemäßige Serumwerte beschränkt. Es wird dadurch jedem klinisch tätigen Arzt möglich, die gefundenen Aussagen nachzuvollziehen. Rückschlüsse auf die Prognose und Therapie können deshalb von allgemeiner Bedeutung sein.

Da für die posttraumatischen Stoffwechselveränderungen einerseits der traumatisch-hämorrhagische Schock [45] und andererseits der Streß der Traumatisation verantwortlich gemacht werden [36, 41, 230, 313], sollte durch die Bestimmungen von streßtypischen Hormonen versucht werden, eine Differenzierung vorzunehmen. Die Auswirkungen der Stimulierung des sympathiko-adrenergen Systems auf die einzelnen Stoffwechselkreise sollen durch die frühzeitige Bestimmung weiterer Hormone untersucht werden, die ihrerseits gleichfalls in die Regulation dieser Stoffwechselkreise eingreifen. Moore [233, 234] hat schon vor langem grundlegende, detaillierte Untersuchungen an Verletzten vorgenommen und festgestellt, daß die Folgereaktionen im Bereich des Stoffwechsels um so größer und anhaltender sein werden, je schwieriger und langanhaltender das Trauma ist. Andere Untersuchungen, die sich gleichfalls am chirurgischen Patienten orientieren, stammen in bezug auf Proteinveränderungen von Cuthbertson [71, 72] sowie von Hume et al. [167], die Veränderungen des Neuroendokriniums nach Trauma beschrieben haben.

Posttraumatische Störungen des Hämostasepotentials, die auf den traumatisch-hämorrhagischen Schock zurückgeführt werden, wurden erstmals von Lasch et al. 1961 [196] und von Hardaway 1966 [138] beschrieben. Die als disseminierte intravaskuläre Gerinnung bezeichnete Störung ist ein Sekundärphänomen. Es ist deshalb notwendig, den Stellenwert der Einzelveränderungen abzuklären, insbesondere im Hinblick auf Möglichkeiten der Therapie. Die Diagnose einer Verbrauchskoagulopathie ist nicht aus einer Gerinnungsanalyse zu stellen, sondern erfordert eine Verlaufsbeobachtung. Verschiedene Veränderungen des Hämostasepotentials (Hyperkoagulabilität) sind nur von kurzer Dauer, weshalb sie bei einer späteren Bestimmung durch gegenläufige Kompensationsmechanismen (Hypokoagulabilität) überdeckt werden.

# 2 Methodik

## 2.1 Verletzte

Von März 1974 bis Dezember 1976 konnten 71 polytraumatisierte Verletzte, 55 männlichen und 16 weiblichen Geschlechtes, untersucht werden. Das Durchschnittsalter betrug 29 ± 16 Jahre, wobei der jüngste Verletzte 3 Jahre und der älteste 75 Jahre alt war. Die Altersverteilung ist der Tabelle 1 zu entnehmen.

Die Verletzten wurden drei Schweregraden zugeordnet, die ihrerseits in Anlehnung an die Klassifizierung von Schweiberer und Sauer [319] modifiziert wurden. Das benutzte Schema zeigt die Tabelle 2.

**Tabelle 1.** Altersverteilung

| Alter (Jahre) | Anzahl der Verletzten | % |
| --- | --- | --- |
| 0–10 | 6 | 8,5 |
| 11–20 | 19 | 26,8 |
| 21–30 | 16 | 22,5 |
| 31–40 | 10 | 14,0 |
| 41–50 | 6 | 8,5 |
| 51–60 | 4 | 5,6 |
| 61–70 | 2 | 2,8 |
| über 70 | 2 | 2,8 |
| unbekannt | 6 | 8,5 |
| Summe | 71 | 100,0 |

**Tabelle 2.** Schweregradeinteilung der polytraumatisierten Verletzten

| | |
| --- | --- |
| Schweregrad I | Verletzungen an mindestens 2 Organen oder Organsystemen, z.B. ausgedehnte Kontusionen, große und tiefe Wunden, Frakturen, Schädelhirntrauma 1. Grades, Schockindex 1,0 |
| Schweregrad II | Verletzungen an mindestens 2 Organen oder Organsystemen, wie I, jedoch z.B. ausgedehnte Wunden, Frakturen großer Röhrenknochen, Rippenserienfrakturen, Schädelhirntrauma 2. Grades deutlicher Schockzustand, Index > 1,2 |
| Schweregrad III | Verletzungen an mindestens 2 Organen oder Organsystemen wie unter II, jedoch z.B. große Wunden und Blutungen, Trümmer- und Kompressionsfrakturen, Thorax- und Abdominalverletzung mit Organrupturen, Schädelhirntrauma 3. Grades schwerster Schockzustand, Index 1,5 und mehr |

(modifiziert nach [319])

Die Kriterien der Zuordnung der Verletzten zu den einzelnen Schweregraden waren:
1. Die Kombination von Einzelverletzungen (Höhlen-, Extremitäten- und Schädelverletzungen)
2. Die Gefährdung der Vitalfunktionen (Störung von Atmung und Kreislauf z.B. durch
   Thorax- und Abdominalverletzungen)
3. Die Intensität des Schockzustandes
4. Die Schwere des Schädel-Hirntraumas
   Bei der Beurteilung der Schädel-Hirnverletzungen wurde ebenso wie bei Schweiberer
und Sauer [319] die Einteilung nach Tönnis und Loew [328] benutzt. Die Zuordnung erfolgte nach Dauer und Tiefe der Bewußtseinsstörung sowie dem Ausmaß vegetativer, neuro-
logischer und psychischer Befundabweichungen [44]. Weitere Kriterien der Beurteilung
waren Reaktion auf Schmerzreiz, Lähmung der Extremitäten, das Vorliegen von Krampf-
anfällen sowie Strecksynergismen und die Reaktion der Pupillen.


## 2.2 Ablauf der Untersuchungen

Die Untersuchungen erstreckten sich auf die ersten 5 posttraumatischen Tage. Die Blutentnahmen erfolgten aus der Vena cubitalis oder aus einem Polyäthylenkatheter in der Vena
subclavia bzw. der Vena cava superior.
   Die erste Blutentnahme [1] erfolgte am Unfallort nach dem Eintreffen des Notarztes
unmittelbar vor dem Anlegen einer intravenösen Infusion. Zu diesem Zwecke wurde den
Verletzten eine Braunüle in die Vena cubitalis oder ein Subclaviakatheter gelegt. War eine
Rettungszeit von 20 Minuten überschritten, so wurde auf die erste Entnahme verzichtet,
um den definierten Zeitraum von 0 bis 20 Minuten posttraumatisch einhalten zu können.
   Unter Rettungszeit ist die Zeit von der Notfallmeldung bis zum Eintreffen des Rettungs-
personals (Rettungssanitäter und Notarzt) am Unfallort zu verstehen. Diese Zeiten, wie auch
die Einlieferungszeiten, wurden den Unterlagen der Rettungsleitstelle entnommen. Die Einlieferungszeit bezieht sich demnach auf den Zeitraum von der Alarmmeldung bis zur An-
kunft im Krankenhaus.
   Die weiteren Entnahmen erfolgten eine Stunde [2], drei Stunden [3], sieben Stunden
[4], 12 Stunden [5], 24 Stunden [6] und 36 Stunden [7] nach dem Unfall. Die letzte Kontrolle wurde fünf Tage nach dem Unfall [8] durchgeführt. Für die Serumanalysen wurde das
Blut sofort zentrifugiert (3000 U/Min.). Für die Bestimmung der Katecholamine wurde das
entnommene Blut sofort in Eis gekühlt und nach dem Zentrifugieren eingefroren.
   Für die Bestimmung der Blutgase wurde das Blut aus dem hyperämisierten Ohrläppchen
entnommen. Da es nicht möglich war, am Unfallort für eine ausreichende Konservierung des
entnommenen Blutes zu sorgen und insbesondere eine sofortige Bestimmung nicht garantiert
werden konnte, wurde mit den Untersuchungen der Blutgase erst nach der Aufnahme in der
Klinik begonnen. Bei diesem Vorgehen wurde in Betracht gezogen, daß es trotz anaerober
Aufbewahrung zu Veränderungen durch Gerinnung, Glykolyse, Autoxydation und Sedimen-
tierung kommen kann [76]. Die übrigen Entnahmen erfolgten synchron mit dem obenge-
nannten Schema.

## 2.3 Therapie

Prinzipiell wurde die Behandlung der polytraumatisierten Verletzten durch den Notarzt noch
am Unfallort begonnen und auf der Fahrt im Notarztwagen in die Klinik fortgesetzt. Nach
den ersten lebenserhaltenden Maßnahmen wie Freimachen und Freihalten der Atemwege,
Blutstillung und Ruhigstellung der Frakturen wurde umgehend oder gleichzeitig eine Schocktherapie eingeleitet. Diese wurde generell mit der Verabreichung von Gelatinelösungen (Haemaccel) in einer Menge von 500 bis 1000 ml begonnen. Entsprechend den Verhältnissen am
Ort des Geschehens und der Länge des Transportweges bis zur Klinik wurden sowohl Halbelektrolytlösungen als auch Plasmaproteinlösungen zugeführt.

Nach der Aufnahme in die Klinik wurde die Schockbehandlung und die operative Erstversorgung nach allgemein gültigen Richtlinien durchgeführt [3, 4, 6, 49, 194, 195, 197,
199, 218, 219, 229, 271, 299, 304, 318, 323]. Im einzelnen wurden dabei folgende Prinzi-
pien beachtet:

### 1. Ausgleich der Hypovolämie

Zur Ermittlung der Zusammensetzung der Menge der zu infundierenden Lösungen bzw. der
zu ersetzenden Sauerstoffträger wurden in der Klinik die Parameter Blutdruck und Puls,
zentraler Venendruck, Hämoglobin und Hämatokrit, Elektrolyt- und Eiweißkonzentration
sowie Harnvolumen herangezogen [3, 6, 199, 218, 219].

### 2. Sauerstoffversorgung

Es mußte eine wirksame Atmung sichergestellt sein, um eine Verbesserung des alveolären
$O_2$-Austausches zu erreichen. Bei einer respiratorischen Insuffizienz mit einem Abfall des $O_2$-
Paritaldruckes und einem Ansteig des $CO_2$-Partialdruckes wurde frühzeitig die Indikation zur
Intubation und Respiratortheraphie gestellt [6, 194, 199, 218, 219, 229].

### 3. Ausgleich des Säure-Basen-Haushaltes

Eine bestehende metabolische Azidose wurde durch die Gabe von Natriumbikarbonat oder
Trispuffer korrigiert. Basendefizit und Körpergewicht bestimmten die Dosis [199, 218, 219,
229, 299].

### 4. Aufrechterhaltung der Mikrozirkulation

Störungen der Mikrozirkulation als Folge der intravasalen Gerinnungsveränderungen wurden
mit der von Lasch et al. [196, 197] angegebenen Therapie mit Heparin angegangen. Die Verletzten erhielten eine Dauertropfinfusion (Laevulose oder Halbelektrolytlösung), die
10 000 IE Heparin enthielt und über 12 Stunden kontinuierlich infundiert wurde [40].
Die Heparintherapie wurde durch die Bestimmung der Thrombinzeit überwacht.

### 5. Spezifische Medikamente

Bei Weiterbestehen einer ausgeprägten Vasokonstriktion trotz ausreichender Volumenauf-
füllung wurde die Weitstellung der Gefäßperipherie durch eine Blockierung der Alpha-Rezep-
toren mit Dehydrobenzperidol oder durch Sympathikolyse mit Hydergin durchgeführt.

Glukokortikoide (Urbason, Solu-Decortin) in hohen Dosen (30 mg/kg KG) wurden dann angewandt, wenn die Patienten auf die herkömmliche Schocktherapie nicht ansprachen und eine maximale Zentralisation das Abgleiten des Schockzustandes in die Irreversibilität befürchten ließ. Im Rahmen der Schockprophylaxe und der Therapie der Schocklunge wurde gleichfalls auf die Kortikoidgabe nicht verzichtet [121, 205, 211, 265]. Bei dem Verdacht auf eine mögliche kardiale Insuffizienz wurde regelmäßig eine Digitalisierung durchgeführt.

## 6. Operative Versorgung

Angestrebt wurde immer eine Simultanversorgung der Einzelverletzungen durch mehrere chirurgische Teams, sobald die Kreislaufverhältnisse einen derartigen Eingriff zuließen. Die Interventionsprioritäten wurden durch den Chirurgen bzw. Neurochirurgen gemeinsam mit dem Anaesthesisten festgelegt [106, 189, 220, 268, 276, 277, 278, 307, 308].

## 2.4 Bestimmungsmethoden

### 2.4.1 Serum-Analysen

Die Bestimmungen wurden mit einem Autoanalyzer SMA 12/30 und SMA 6/60 der Firma Technicon, Frankfurt, einem Enzymautomaten 5020 und einem Photometer der Firma Eppendorf, Hamburg, durchgeführt.

|  | *Normbereich* |
| --- | --- |
| Gesamteiweiß: | 6,0– 8,0 g/dl |
| Albumin: | 3,9– 5,2 g/dl |
| Glukose: | 65,0–110,0 mg/dl |
| Kreatinin: | 0,7– 1,4 mg/dl |
| Natrium: | 135,0–145,0 mval/l |
| Kalium: | 3,5– 5,0 mval/l |
| Kalzium: | 150,0–300,0 mg/dl |

### 2.4.2 Serum-Hormone

|  | *Normbereich* |
| --- | --- |
| Adrenalin: | 90 ng/l |
| Noradrenalin: | 200 ng/l |
| Insulin: | 5– 35 µE/ml |
| Glukagon: | 200 pg/ml |

### 2.4.3 Blutbild

Die Bestimmung der Leukozyten, der Erythrozyten, des Hämoglobins und des Hämatokrits wurde mit dem Coulter-Counter Modell S der Firma Coulter Electronics Ltd., Dumstable Bedfordshire, England durchgeführt.

*Normbereich*

| | |
|---|---|
| Leukozyten: | $4,8-10,8 \times 10^3$ |
| Erythrozyten: | $4,2- 6,2 \times 10^6$ |
| Hb: | 12,0–18,0 g% |
| Hk: | 37,0–52,0 % |

## 2.4.4 Urin-Elektrolyte

Die Urin-Elektrolyte Natrium und Kalium wurden im 24-Stunden-Sammelurin mit dem Beckmann-Flammenphotometer Klinia mit der Lithium-Leitlinie bestimmt.

## 2.4.5 Gerinnung

Für die Gerinnungsuntersuchungen wurde zu den einzelnen Abnahmezeitpunkten 10 ml Citratblut (1:9), bzw. Citratplasma gewonnen und wurden folgende Untersuchungen durchgeführt:

*Normbereich*

| | |
|---|---|
| Thrombozyten: | $150\,000-300\,000/mm^3$ |
| Prothrombinzeit (Quickwert): | 80–120 % |
| Partielle Thromboplastinzeit (PTT): | 30– 50 sec. |
| Thrombinzeit: | 13– 19 sec. |
| Euglobulinlysezeit: | $3^h$ 30 min. |
| Fibrinogen: | $210 \pm 70$ mg/dl |

## 2.4.6 Blutgasanalysen

Die Bestimmung der Blutgase erfolgte mit dem Mikroanalysensystem AVL 937 der Firma AVL-AG, Schaffhausen, Schweiz, zur automatischen Berechnung und Direktregistrierung der Blutgase und des Säuren-Basen-Haushaltes.

*Normbereich*

| | |
|---|---|
| $pO_2$: | 62,0–97,0 Torr |
| $pCO_2$: | 31,0–41,7 Torr |
| Standard-Bikarbonat: | 21,3–25,8 mval/l |
| Basenüberschuß: | +3,3--2,3 mval/l |
| pH: | 7,36– 7,43 |

## 2.5 Statistische Auswertung

Die statistische Auswertung erfolgte im Rechenzentrum der Universität Würzburg (Leiter: Dipl.-Ing. W. Schliffer) mit Hilfe des Computers TR 440. Es wurden dabei folgende Untersuchungen durchgeführt:

1. Die Grundgesamtheit der Daten wurde mittels des 3. und 4. Momentes der Verteilung, auf Normalität getestet [336].
2. Die Signifikanz wurde mit Hilfe des t-Testes entsprechend der Student-Tabelle geprüft [261].
3. Zur Prüfung der gegenseitigen Abhängigkeit zweier Merkmale wurde der Chi-Quadrat-Test angewandt [261].
4. Die Prüfung zweier oder mehrerer unabhängiger Grundgesamtheiten erfolgte mit Hilfe des U-Testes nach Mann und Whitney [336].
5. Zur Kontrolle der Abhängigkeit zweier Meßreihen voneinander wurde die Korrelation [261], bzw. die Rangkorrelation ermittelt, falls keine Normalverteilung angenommen werden konnte [261].

# 3 Ergebnisse

## 3.1 Verletzungsmuster, Schweregrad und Verlauf

Die Tabelle 3 gibt die Verteilung der Verletzten nach *Schweregraden* an. Dabei zeigt sich, daß der Anteil der Traumatisierten des Schweregrades III mit 42,3% am größten ist.

**Tabelle 3.** Schweregrade

| Schweregrad | Anzahl der Verletzten | % |
| --- | --- | --- |
| I | 12 | 16,9 |
| II | 29 | 40,8 |
| III | 30 | 42,3 |
| Summe | 71 | 100,0 |

Die *Letalität* betrug 29,6% (21 Verletzte), wobei in den ersten fünf Tagen 12 Verletzte (57,1%) an den Folgen der schweren Traumatisierung (Schädel-Hirntrauma, unstillbare Blutung) verstarben. Zu einem späteren Zeitpunkt verstarben weitere neun Verletzte (42,9%). Eine weitere Aufteilung zeigt die Tabelle 4, aus der hervorgeht, daß beim Schweregrad III die meisten Verletzten starben.

**Tabelle 4.** Letalität

| Gesamtletalität | 21 Patienten | (29,6%) |
| --- | --- | --- |
| davon verstarben | | |
| in den ersten 5 Tagen | 12 | (57,1%) |
| nach 5 Tagen | 9 | (42,9%) |
| Zuordnung zu den Schweregraden | | |
| I | – | – |
| II innerhalb 5 Tagen | 1 | ( 4,8%) |
| nach 5 Tagen | 5 | (23,8%) |
| III innerhalb 5 Tagen | 10 | (47,6%) |
| nach 5 Tagen | 5 | (23,8%) |

Die *Rettungszeit* betrug im Durchschnitt 15 Minuten, wobei 35,2% der Verletzten bereits zehn Minuten nach dem Trauma durch den Notarzt behandelt werden konnten. 60% der Verletzten erhielten innerhalb 15 Minuten Erste ärztliche Hilfe (Tabelle 5).

**Tabelle 5.** Rettungszeit

| Minuten | Anzahl der Verletzten | % |
|---|---|---|
| 3 | 3 | |
| 5 | 5 | |
| 6 | 3 | |
| 8 | 3 | |
| 9 | 2 | |
| 10 | 9 | |
| 0–10 | 25 | 35,2 |
| 11 | 4 | |
| 12 | 3 | |
| 13 | 3 | |
| 14 | 3 | |
| 15 | 5 | |
| 11–15 | 18 | 25,3 |
| 16 | 1 | |
| 17 | 3 | |
| 18 | 3 | |
| 19 | 2 | |
| 20 | 2 | |
| 16–20 | 11 | 15,5 |
| 21 | 1 | |
| 22 | 1 | |
| 23 | 1 | |
| 24 | 1 | |
| 25 | 1 | |
| 26 | 1 | |
| 30 | 1 | |
| 21–30 | 7 | 9,9 |
| 35 | 1 | |
| 55 | 1 | |
| 60 | 1 | |
| 36–60 | 3 | 4,2 |
| unbekannt | 7 | 9,9 |

Die *Einlieferungszeit* betrug im Mittel 44 Minuten: 3% der Verletzten konnten in den ersten 15 Minuten in die Klinik eingeliefert werden, 60,6% benötigten jedoch zwischen 31 und 90 Minuten, was teilweise mit den erheblichen Entfernungen zusammenhing (− ein Rettungshubschrauber war zu dieser Zeit noch nicht im Einsatz), aber auch durch komplizierte Bergungen (Einklemmungen im Fahrzeug) bedingt war. Die Verteilung geht aus Tabelle 6 hervor.

Die Tabelle 7 zeigt das *Verletzungsmuster* der Polytraumatisierten. Es fällt auf, daß das Schädel-Hirntrauma weit an der Spitze der Einzelorganverletzungen liegt. Die unteren Extremitäten sind mit 77,5% am zweithäufigsten betroffen, was einmal mit dem Mechanismus des Unfalles (Anschlagen der Beine an das Armaturenbrett), zum anderen mit der Tatsache zusammenhängt, daß es sich bei den Polytraumatisierten häufig um Verletzte handelt, die mit ihren unteren Extremitäten im Fahrzeug eingeklemmt waren.

**Tabelle 6.** Einlieferungszeit

| Minuten | Anzahl der Verletzten | % |
|---|---|---|
| 0–15 | 2 | 2,8 |
| 16–30 | 16 | 22,5 |
| 31–45 | 19 | 26,8 |
| 46–60 | 16 | 22,5 |
| 61–90 | 8 | 11,3 |
| 91 und mehr | 1 | 1,4 |
| unbekannt | 9 | 12,7 |
| Summe | 71 | 100,0 |

**Tabelle 7.** Verletzungsmuster

| Körperregion | Häufigkeit der Verletzung | % |
|---|---|---|
| Schädel | 65 Patienten | 91,5 |
| Thorax | 41 Patienten | 57,7 |
| Abdomen und Becken | 22 Patienten | 31 |
| Extremitäten obere | 37 Patienten | 52 |
| rechts | 18 Patienten | 25,3 |
| links | 19 Patienten | 26,7 |
| Extremitäten untere | 55 Patienten | 77,5 |
| rechts | 28 Patienten | 39,5 |
| links | 27 Patienten | 38 |

## 3.2 Blutbild

### 3.2.1 *Leukozyten* (Abb. 1, Tabelle 8)

Bei allen Schweregraden ist bereits am Unfallort eine Leukozytose nachweisbar (Schweregrad I: obere Normgrenze). Der weitere Anstieg der Leukozyten ist nur im Schweregrad II signifikant ($p < 0,01$).

**Tabelle 8.** Leukozyten ($\times 10^3$). Absolute Werte und statistische Ergebnisse (I/II, I/III, II/III = Vergleich der Schweregrade, Prüfung der Signifikanz mit Hilfe des doppelten U-Testes). Signifikante Unterschiede verstehen sich als p <

| Entnahmezeitpunkt | | 1 | 2 | 3 | 4 | 5 | 6 | 7 | 8 |
|---|---|---|---|---|---|---|---|---|---|
| SG I | n | 9 | 10 | 11 | 10 | 9 | 11 | 9 | 6 |
| | $\bar{x}$ | 10,410 | 10,850 | 11,955 | 11,250 | 9,956 | 7,627 | 7,778 | 8,817 |
| | $s_x$ | 2,026 | 1,591 | 3,026 | 3,078 | 3,411 | 2,047 | 1,829 | 2,760 |
| | $s_{\bar{x}}$ | 0,675 | 0,503 | 0,912 | 0,973 | 1,137 | 0,617 | 0,609 | 1,127 |
| | V | 0,19 | 0,14 | 0,25 | 0,27 | 0,34 | 0,27 | 0,23 | 0,31 |
| | Norm | + | + | + | − | + | + | + | + |
| SG II | n | 18 | 26 | 26 | 24 | 26 | 27 | 25 | 18 |
| | $\bar{x}$ | 12,989 | 15,031 | 17,492 | 12,212 | 10,388 | 10,641 | 10,924 | 11,144 |
| | $s_x$ | 4,459 | 6,158 | 7,049 | 2,934 | 3,849 | 4,872 | 3,461 | 4,317 |
| | $s_{\bar{x}}$ | 1,051 | 1,208 | 1,382 | 0,599 | 0,755 | 0,938 | 0,692 | 1,017 |
| | V | 0,34 | 0,41 | 0,43 | 0,24 | 0,37 | 0,46 | 0,31 | 0,39 |
| | Norm | + | + | − | + | + | − | + | − |
| SG III | n | 18 | 23 | 25 | 24 | 24 | 22 | 23 | 17 |
| | $\bar{x}$ | 12,822 | 14,017 | 11,164 | 9,796 | 8,437 | 9,436 | 9,683 | 10,665 |
| | $s_x$ | 5,396 | 5,952 | 5,209 | 4,642 | 3,049 | 4,183 | 3,686 | 3,891 |
| | $s_{\bar{x}}$ | 1,272 | 1,241 | 1,042 | 0,947 | 0,622 | 0,891 | 0,768 | 0,944 |
| | V | 0,42 | 0,42 | 0,46 | 0,47 | 0,36 | 0,44 | 0,38 | 0,36 |
| | Norm | + | + | + | + | + | + | + | + |
| I/II | | 0,05 | 0,05 | 0,01 | − | − | 0,05 | 0,01 | − |
| I/III | | − | − | − | − | − | − | − | − |
| II/III | | − | − | 0,01 | 0,01 | − | − | − | − |

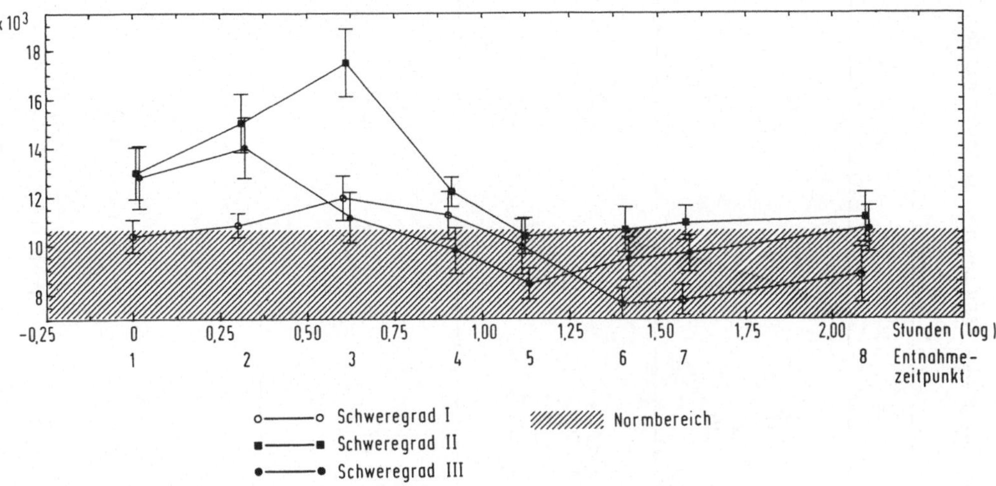

Abb. 1. Leukozyten. Graphische Darstellung über die Zeit ($\overline{x} \mp s_{\overline{x}}$)

Stets folgt ein signifikanter Abfall (p < 0,01 bzw. < 0,05) bis zur 24. Stunde nach dem Trauma. In den folgenden Tagen bleiben die Werte nahezu unverändert. Im Schweregrad I liegen sie im Normbereich, während im Schweregrad II und III eine deutliche Leukozytose weiter bestehen bleibt.

### 3.2.2 Erythrozyten (Abb. 2, Tabelle 9)

Die Erythrozytenzahl ist beim Schweregrad I höher als bei den Schweregraden II und III. Ab dem Entnahmezeitpunkt 2 zeigt sich bei allen Schweregraden ein Abfall unter den Normbereich, die Signifikanzen sind aus der Tabelle 9 zu entnehmen.

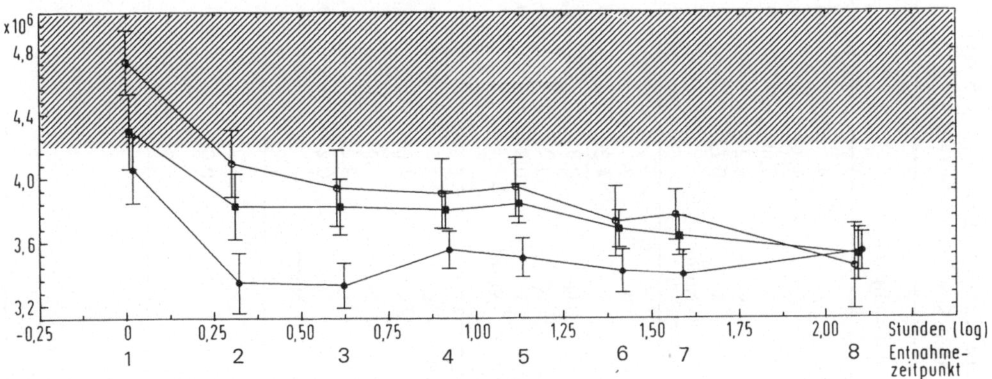

Abb. 2. Erythrozyten. Graphische Darstellung über die Zeit. Zeichenerklärung siehe Abb. 1

**Tabelle 9.** Erythrozyten ($\times 10^6$). Absolute Werte und statistische Ergebnisse. 1/2 usw.: Vergleich der Entnahmezeitpunkte signifikante Unterschiede verstehen sich als p $<$, sonstige Erklärung wie Tabelle 8

| Entnahmezeitpunkt | | 1 | 2 | 3 | 4 | 5 | 6 | 7 | 8 |
|---|---|---|---|---|---|---|---|---|---|
| SG I | n | 9 | 10 | 11 | 10 | 9 | 11 | 9 | 6 |
| | $\bar{x}$ | 4,73 | 4,10 | 3,94 | 3,91 | 3,94 | 3,73 | 3,77 | 3,44 |
| | $s_x$ | 0,60 | 0,66 | 0,79 | 0,69 | 0,56 | 0,73 | 0,47 | 0,66 |
| | $s_{\bar{x}}$ | 0,20 | 0,21 | 0,24 | 0,22 | 0,18 | 0,22 | 0,16 | 0,27 |
| | V | 0,13 | 0,16 | 0,20 | 0,18 | 0,14 | 0,20 | 0,12 | 0,19 |
| | Norm | + | + | + | + | + | − | + | + |
| SG II | n | 17 | 26 | 26 | 24 | 26 | 27 | 25 | 18 |
| | $\bar{x}$ | 4,30 | 4,83 | 3,82 | 3,80 | 3,84 | 3,68 | 3,64 | 3,52 |
| | $s_x$ | 0,97 | 1,05 | 0,89 | 0,58 | 0,64 | 0,61 | 0,62 | 0,71 |
| | $s_{\bar{x}}$ | 0,23 | 0,20 | 0,17 | 0,12 | 0,12 | 0,12 | 0,12 | 0,17 |
| | V | 0,22 | 0,27 | 0,23 | 0,15 | 0,17 | 0,16 | 0,17 | 0,20 |
| | Norm | − | − | + | + | − | − | + | + |
| SG III | n | 18 | 23 | 25 | 24 | 24 | 22 | 23 | 17 |
| | $\bar{x}$ | 4,06 | 3,35 | 3,33 | 3,55 | 3,50 | 3,42 | 3,39 | 3,53 |
| | $s_x$ | 0,88 | 0,91 | 0,71 | 0,58 | 0,60 | 0,64 | 0,72 | 0,50 |
| | $s_{\bar{x}}$ | 0,21 | 0,19 | 0,14 | 0,12 | 0,12 | 0,14 | 0,15 | 0,12 |
| | V | 0,22 | 0,27 | 0,21 | 0,16 | 0,17 | 0,18 | 0,21 | 0,14 |
| | Norm | − | + | + | − | + | − | − | − |
| I/II | | − | − | − | − | − | − | − | − |
| I/III | | 0,05 | 0,05 | 0,01 | − | 0,05 | − | − | − |
| II/III | | − | 0,05 | − | − | − | − | − | − |
| | | 1/2 | 1/3 | 1/4 | 1/5 | 1/6 | 1/7 | 1/8 | |
| I | | − | 0,05 | 0,01 | 0,05 | 0,01 | 0,01 | 0,01 | |
| II | | 0,05 | 0,05 | 0,01 | 0,01 | 0,01 | 0,01 | 0,01 | |
| III | | 0,01 | 0,01 | 0,01 | 0,01 | 0,01 | 0,01 | 0,01 | |

### 3.2.3 Hämoglobin (Abb. 3, Tabelle 10)

Der Hb-Gehalt entspricht zu den einzelnen Entnahmezeitpunkten den Erythrozytenzahlen.
Ein signifikanter Abfall ist in allen drei Schweregraden erkenntlich.

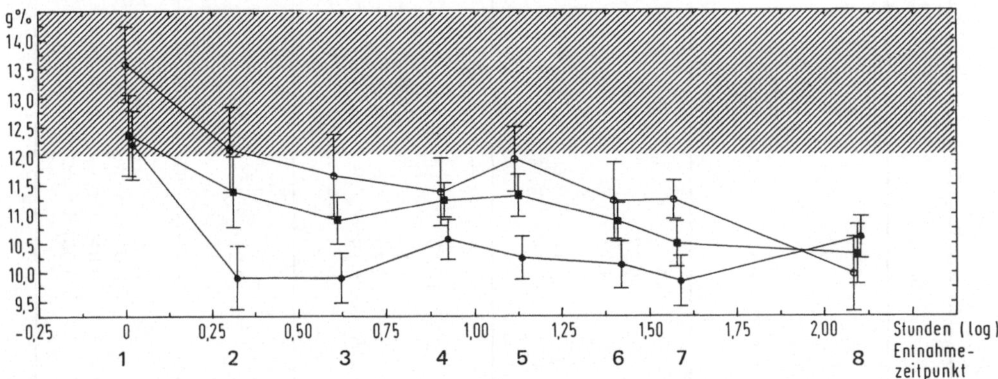

**Abb. 3.** Hämoglobin. Graphische Darstellung über die Zeit. Zeichenerklärung siehe Abb. 1

Im Schweregrad III steigen nach sieben Stunden die Hämoglobinwerte wieder an, um
nach 12 bzw. 36 Stunden erneut abzufallen. Insgesamt liegen die Werte beim Schweregrad
III, den Blutverlusten entsprechend, tiefer als in den Gruppen I und II.

### 3.2.4 Hämatokrit (Abb. 4, Tabelle 11)

Die Hämatokritwerte entsprechen zu allen Entnahmezeitpunkten dem Verhalten der Erythrozyten und des Hämoglobins.

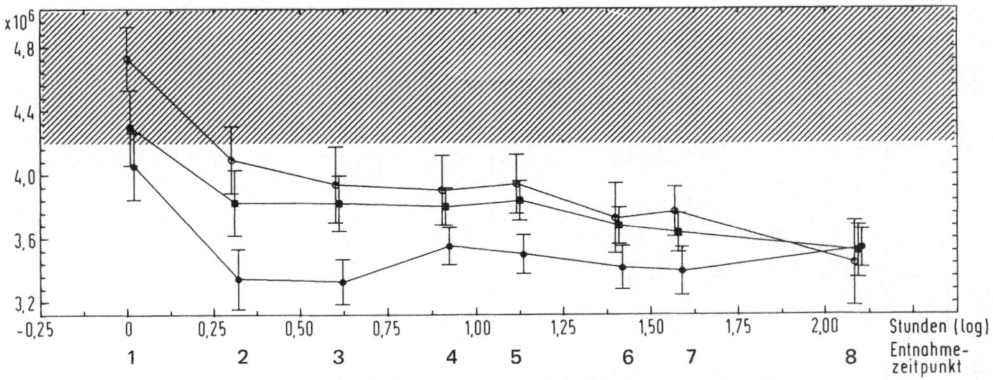

**Abb. 4.** Hämatokrit. Graphische Darstellung über die Zeit. Zeichenerklärung siehe Abb. 1

**Tabelle 10.** Hämoglobin (g%). Absolute Werte und statistische Ergebnisse. Sonst siehe Tabelle 8 und 9

| Entnahmezeitpunkt | | 1 | 2 | 3 | 4 | 5 | 6 | 7 | 8 |
|---|---|---|---|---|---|---|---|---|---|
| SG I | n | 9 | 10 | 11 | 10 | 9 | 11 | 9 | 6 |
| | $\bar{x}$ | 13,59 | 12,11 | 11,66 | 11,38 | 11,94 | 11,23 | 11,24 | 9,97 |
| | $s_x$ | 1,95 | 2,30 | 2,35 | 1,84 | 1,66 | 0,22 | 1,01 | 1,56 |
| | $s_{\bar{x}}$ | 0,65 | 0,73 | 0,71 | 0,58 | 0,55 | 0,66 | 0,34 | 0,64 |
| | V | 0,14 | 0,19 | 0,20 | 0,16 | 0,14 | 0,19 | 0,09 | 0,16 |
| | Norm | + | + | + | + | + | − | − | + |
| SG II | n | 17 | 26 | 26 | 24 | 26 | 27 | 25 | 18 |
| | $\bar{x}$ | 12,36 | 11,38 | 10,90 | 11,24 | 11,32 | 10,87 | 10,48 | 10,31 |
| | $s_x$ | 2,85 | 3,11 | 2,07 | 1,47 | 1,87 | 1,73 | 1,96 | 2,16 |
| | $s_{\bar{x}}$ | 0,69 | 0,61 | 0,40 | 0,30 | 0,37 | 0,33 | 0,39 | 0,51 |
| | V | 0,23 | 0,27 | 0,19 | 0,13 | 0,16 | 0,19 | 0,21 | |
| | Norm | − | − | + | + | − | − | + | + |
| SG III | n | 18 | 23 | 25 | 24 | 24 | 22 | 23 | 17 |
| | $\bar{x}$ | 12,20 | 9,91 | 9,91 | 10,56 | 10,25 | 10,13 | 9,13 | 10,60 |
| | $s_x$ | 2,50 | 2,61 | 2,13 | 1,67 | 1,81 | 1,89 | 2,08 | 1,50 |
| | $s_{\bar{x}}$ | 0,59 | 0,54 | 0,42 | 0,34 | 0,37 | 0,40 | 0,43 | 0,36 |
| | V | 0,20 | 0,26 | 0,21 | 0,16 | 0,18 | 0,19 | 0,21 | 0,14 |
| | Norm | − | + | + | + | − | − | − | − |
| I/II | | − | − | − | − | − | − | − | − |
| I/III | | − | 0,05 | 0,05 | − | 0,01 | 0,01 | 0,01 | − |
| II/III | | − | 0,05 | − | − | 0,05 | − | − | − |
| | | | 1/2 | 1/3 | 1/4 | 1/5 | 1/6 | 1/7 | 1/8 |
| I | | | − | − | 0,05 | 0,05 | 0,01 | 0,01 | 0,01 |
| II | | | − | 0,01 | 0,05 | 0,05 | 0,01 | 0,01 | 0,01 |
| III | | | 0,01 | 0,001 | 0,001 | 0,01 | 0,001 | 0,001 | 0,01 |

**Tabelle 11.** Hämatokrit (%). Absolute Werte und statistische Ergebnisse. Sonst wie Tabelle 8 und 9

| Entnahmezeitpunkt | | 1 | 2 | 3 | 4 | 5 | 6 | 7 | 8 |
|---|---|---|---|---|---|---|---|---|---|
| SG I | n | 9 | 10 | 11 | 10 | 9 | 11 | 9 | 6 |
| | $\bar{x}$ | 40,82 | 35,95 | 34,72 | 34,45 | 35,16 | 32,87 | 33,43 | 30,93 |
| | $s_x$ | 5,40 | 6,41 | 7,00 | 6,22 | 4,89 | 6,44 | 3,34 | 4,91 |
| | $s_{\bar{x}}$ | 1,80 | 2,03 | 2,11 | 1,97 | 1,63 | 1,94 | 1,11 | 2,00 |
| | V | 0,13 | 0,18 | 0,20 | 0,18 | 0,14 | 0,19 | 0,10 | 0,16 |
| | Norm | + | + | + | + | − | − | + | + |
| SG II | n | 17 | 26 | 26 | 24 | 26 | 26 | 25 | 18 |
| | $\bar{x}$ | 37,43 | 34,56 | 33,98 | 33,89 | 34,92 | 32,86 | 32,27 | 31,98 |
| | $s_x$ | 8,61 | 9,67 | 7,41 | 4,89 | 6,41 | 5,78 | 5,80 | 6,16 |
| | $s_{\bar{x}}$ | 2,09 | 1,90 | 1,45 | 1,00 | 1,26 | 1,13 | 1,16 | 1,45 |
| | V | 0,23 | 0,28 | 0,22 | 0,14 | 0,18 | 0,17 | 0,18 | 0,19 |
| | Norm | − | − | + | + | − | + | + | + |
| SG III | n | 18 | 23 | 25 | 24 | 24 | 22 | 23 | 17 |
| | $\bar{x}$ | 36,95 | 29,88 | 29,94 | 31,69 | 31,20 | 30,36 | 30,07 | 31,96 |
| | $s_x$ | 7,54 | 7,75 | 6,47 | 5,35 | 5,50 | 5,60 | 6,22 | 4,38 |
| | $s_{\bar{x}}$ | 1,78 | 1,62 | 1,29 | 1,09 | 1,13 | 1,19 | 1,30 | 1,06 |
| | V | 0,20 | 0,26 | 0,22 | 0,17 | 0,18 | 0,18 | 0,21 | 0,14 |
| | Norm | − | + | − | + | + | + | − | − |
| | | | 1/2 | 1/3 | 1/4 | 1/5 | 1/6 | 1/7 | 1/8 |
| I | | | − | 0,01 | 0,05 | − | 0,01 | 0,01 | 0,01 |
| II | | | − | 0,05 | 0,01 | 0,05 | 0,01 | 0,01 | 0,01 |
| III | | | 0,01 | 0,01 | 0,01 | 0,01 | − | 0,001 | 0,01 |

**Tabelle 12.** Natrium im Serum (mval/l). Absolute Werte und statistische Ergebnisse. Sonst wie Tabelle 8 und 9

| Entnahmezeitpunkt | | 1 | 2 | 3 | 4 | 5 | 6 | 7 | 8 |
|---|---|---|---|---|---|---|---|---|---|
| SG I | $n$ | 9 | 10 | 11 | 11 | 9 | 11 | 10 | 6 |
| | $\bar{x}$ | 140,44 | 140,90 | 140,27 | 139,73 | 140,00 | 139,36 | 141,20 | 137,83 |
| | $s_x$ | 5,05 | 4,68 | 4,84 | 4,12 | 8,21 | 4,15 | 5,63 | 3,82 |
| | $s_{\bar{x}}$ | 1,68 | 1,48 | 1,46 | 1,24 | 2,74 | 1,25 | 1,78 | 1,56 |
| | $V$ | 0,03 | 0,03 | 0,03 | 0,03 | 0,06 | 0,03 | 0,04 | 0,03 |
| | Norm | − | − | + | + | + | + | + | + |
| SG II | $n$ | 17 | 26 | 24 | 26 | 26 | 27 | 25 | 17 |
| | $\bar{x}$ | 143,59 | 142,50 | 139,75 | 139,19 | 137,27 | 137,96 | 137,88 | 139,12 |
| | $s_x$ | 5,52 | 5,68 | 6,01 | 4,00 | 5,97 | 5,79 | 6,16 | 7,09 |
| | $s_{\bar{x}}$ | 1,34 | 1,11 | 1,23 | 0,78 | 1,17 | 1,11 | 1,23 | 1,72 |
| | $V$ | 0,04 | 0,04 | 0,04 | 0,03 | 0,04 | 0,04 | 0,04 | 0,05 |
| | Norm | + | + | + | + | − | + | − | + |
| SG III | $n$ | 19 | 27 | 27 | 25 | 25 | 23 | 23 | 17 |
| | $\bar{x}$ | 141,16 | 139,44 | 140,70 | 140,32 | 139,36 | 139,30 | 138,04 | 138,12 |
| | $s_x$ | 6,97 | 5,80 | 4,01 | 5,60 | 6,72 | 6,63 | 4,79 | 5,85 |
| | $s_{\bar{x}}$ | 1,60 | 1,11 | 0,77 | 1,12 | 1,34 | 1,38 | 0,99 | 1,42 |
| | $V$ | 0,05 | 0,04 | 0,03 | 0,04 | 0,05 | 0,05 | 0,04 | 0,04 |
| | Norm | − | − | − | − | − | − | + | + |

## 3.3 Wasser- und Elektrolythaushalt

### *3.3.1 Natrium* (Tabelle 12)

Die Serum-Natriumwerte liegen bei den Verletzten aller Schweregrade im Normbereich.
Geringen Veränderungen der Absolutwerte ist keine klinische Bedeutung beizumessen.

### *3.3.2 Kalium* (Abb. 5)

Die mit zunehmendem Schweregrad niedrigeren Ausgangswerte des Serum-Kaliums liegen
alle im Normbereich. Deutlich ist bei allen Verletzten ein Kaliumabfall bei der Entnahme
nach einer Stunde, der sich im Schweregrad II ($p < 0,05$) und im Schweregrad III ($p < 0,01$)
als signifikant erweist. Ab dem Dreistundenwert steigen die Kaliumwerte wieder an. Nach
36 Stunden unterscheiden sich die Kaliumwerte aller Schweregrade nicht mehr voneinander.

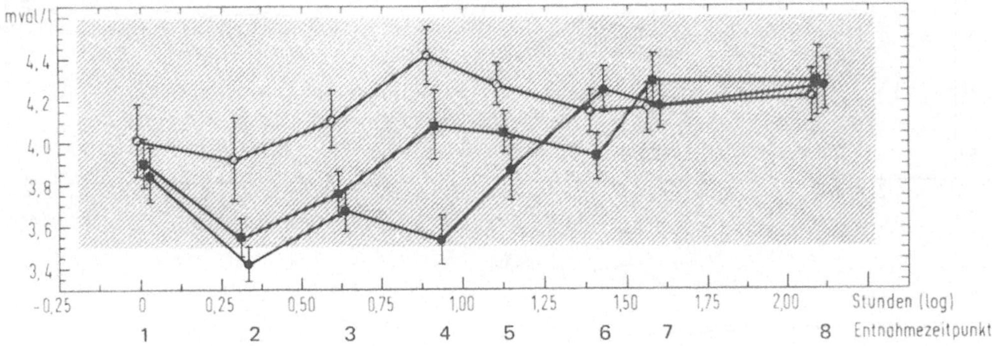

**Abb. 5.** Kalium im Serum. Graphische Darstellung über die Zeit. Zeichenerklärung wie Abb. 1

### *3.3.3 Kalzium* (Abb. 6)

Die Serum-Kalziumwerte fallen nur im Schweregrad III bei den Entnahmen 4 bis 7 unter die
Norm ab. Die Ausgangswerte am Unfallort, die im Normbereich liegen, sind ausnahmslos die

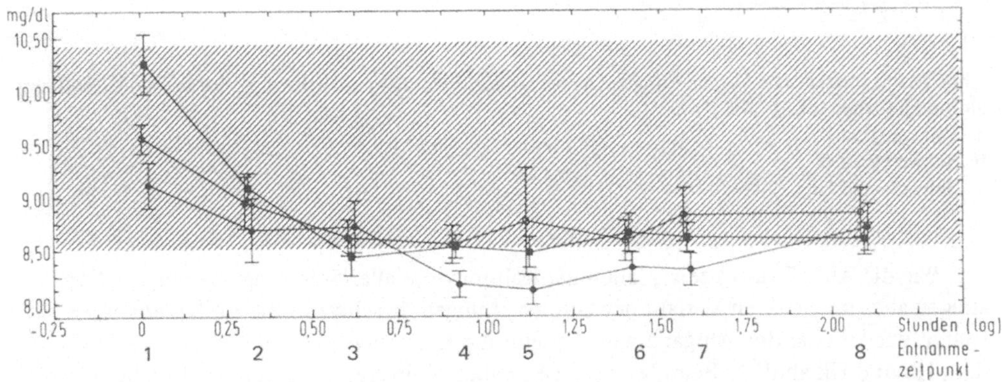

**Abb. 6.** Kalzium im Serum. Graphische Darstellung über die Zeit. Zeichenerklärung siehe Abb. 1

höchsten Werte und werden im weiteren Verlauf nicht mehr erreicht. Je größer der Schweregrad der Verletzungen, desto stärker ist der Abfall des Kalziums.

Um zum Verhalten der Elektrolyte näheres aussagen zu können, wurde der prozentuale
Abfall und Anstieg der einzelnen Mittelwerte im Bezug zum Ausgangswert (100%) graphisch
dargestellt. Diese Kurven wurden sodann, getrennt nach Schweregrad, mit den prozentualen
Werten des Hämoglobins und Hämatokrits verglichen. Bei einem identischen Kurvenverlauf
wären die Veränderungen der Serumkonzentration der Einzelelektrolyte als Folge einer Verdünnung anzusehen. Der mit zunehmendem Schweregrad verstärkte Abfall des Hämoglobins
und Hämatokrits weist auf eine Hämodilution nach stattgehabtem Blutverlust hin.

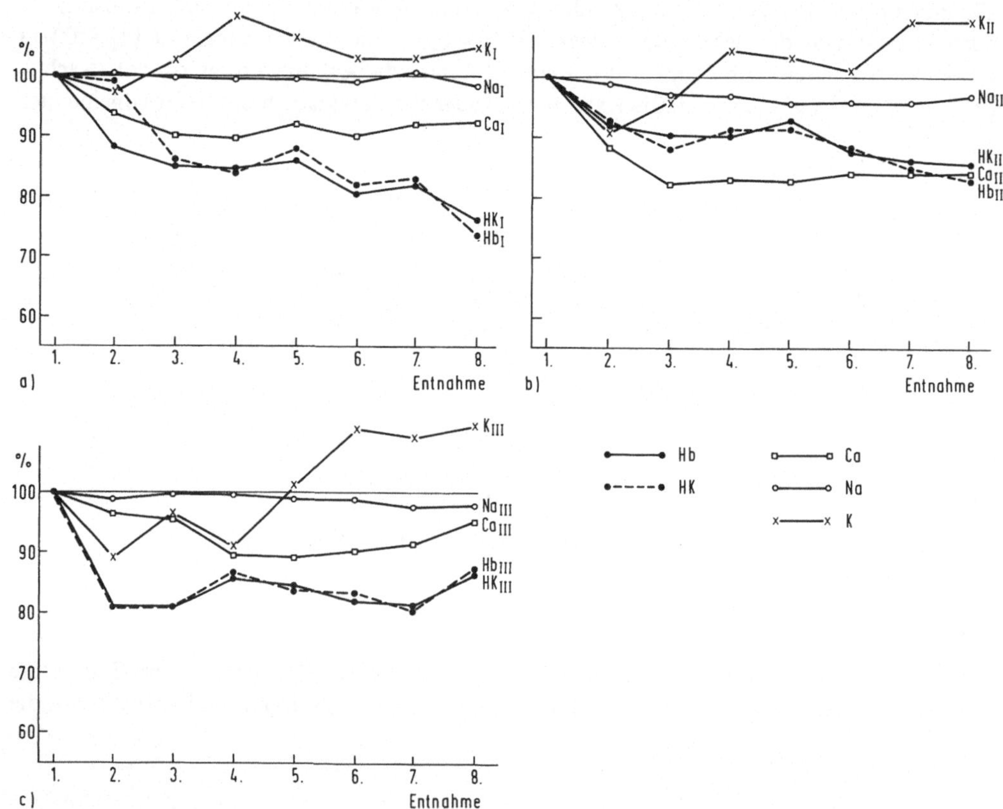

**Abb. 7 a–c.** Prozentuale Veränderungen (Ausgangswert = 100%) der Elektrolyte im Vergleich zu Hämoglobin und Hämatokrit (Mittelwerte)
a. Schweregrad I
b. Schweregrad II
c. Schweregrad III

Wie die Abb. 7 (a–c) zeigt, fallen die Kaliumwerte aller Schweregrade zunächst ab,
steigen aber im weiteren Verlauf der Untersuchungen, je schwerer die Verletzung umso
später, wieder über den Ausgangswert an. Nur die Kalziumwerte sind in ihrem Verlauf
dem Hb und Hk ähnlich. Beim Natrium ist in allen Schweregraden keine deutliche Abwei-
chung gegenüber dem Ausgangswert erkennbar.

Eine generelle Veränderung der Natrium-Kalium-Ausscheidung im Urin konnte in sechs diesbezüglich untersuchten Fällen nicht nachgewiesen werden. In Einzelfällen war allerdings eine deutliche Umkehr im Sinne einer vermehrten Kaliumausscheidung feststellbar. Als unterschiedliche Beispiele sind die Befunde der Patienten Nr. 44 und 51 mit den Serumwerten (Entnahmezeitpunkte 1 bis 6) und der Natrium-Kalium-Ausscheidung im Urin innerhalb der ersten 24 Stunden dargestellt (Abb. 8 a und b).

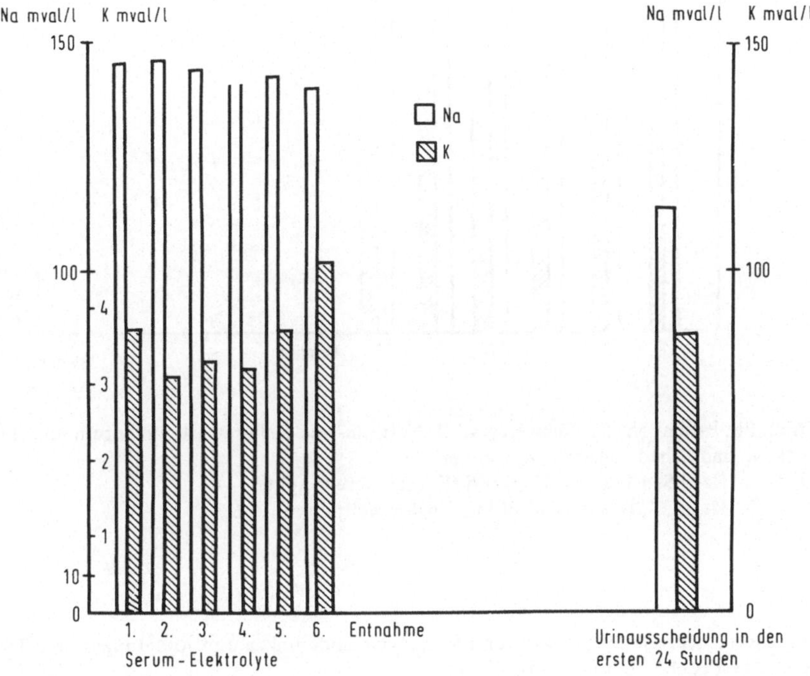


**Abb. 8a.** Patient Nr. 44, Schweregrad III. Natrium- und Kaliumwerte im Serum und Harnausscheidung von Na und K in den ersten 24 Stunden.

$\overline{x} \mp s_{\overline{x}}$: Na$^+$ i.S. 142 $\mp$ 3,22 mval/l (Entnahmezeitpunkte 1–6)

K$^+$ i.S. 3,65 $\mp$ 0,52 mval/l (Entnahmezeitpunkte 1–6)

Die Tabelle 13 beweist im doppelten U-Test eine Korrelation zwischen Kalzium und Hb sowie Hk. Sowohl Natrium als auch Kalium zeigen keine signifikanten Korrelationen zu den Veränderungen von Hb und Hk, so daß für diese beiden Elektrolyte eine dilutionsbedingte Veränderung ausgeschlossen werden kann.

### 3.3.4 Kreatinin (Tabelle 14)

Um eine schockbedingte Nierenfunktionsstörung als Ursache für Veränderungen des Elektrolythaushaltes auszuschließen, wurde als ein Indikator der Nierenfunktion neben der stündlichen Urinkontrolle das Kreatinin im Serum bestimmt, wobei letzterer Parameter von Commichau [65] und Klütsch [183] zur rechtzeitigen Erfassung einer zirkulatorischen Niereninsuffizienz empfohlen wird. Wir sind uns der eingeschränkten Aussagekraft dieses Einzelkri-

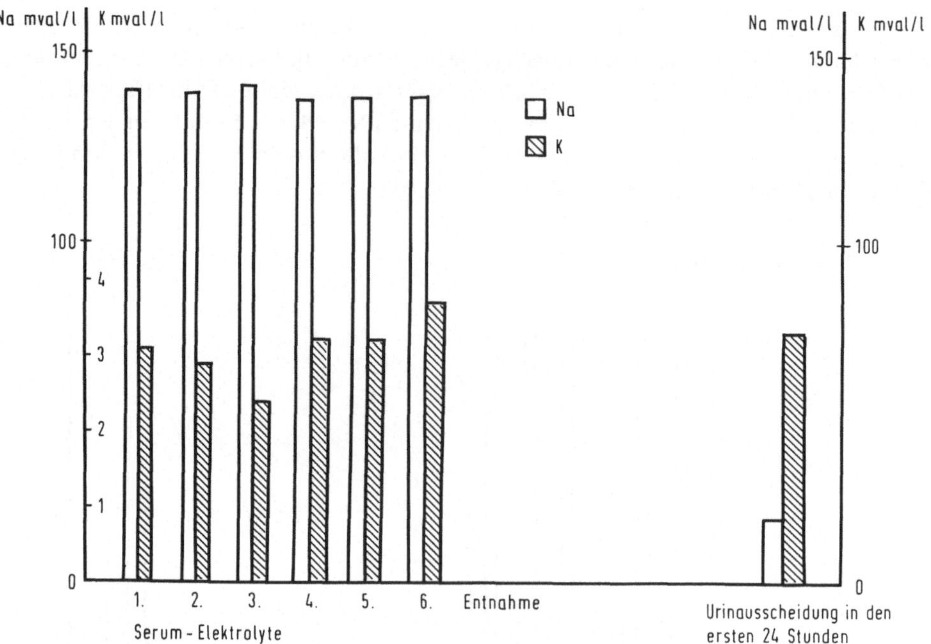


**Abb. 8b.** Patient Nr. 51, Schweregrad II. Natrium- und Kaliumwerte im Serum und Harnausscheidung von Na und K in den ersten 24 Stunden.

$\bar{x} \mp s_{\bar{x}}$: Na$^+$ i.S. 139,0 $\mp$ 1,41 mval/l (Entnahmezeitpunkte 1–6)

K$^+$ i.S. 3,07 $\mp$ 0,44 mval/l (Entnahmezeitpunkte 1–6)

**Tabelle 13.** Korrelationen zwischen Elektrolytveränderungen und Änderungen von Hb und HK im doppelten U-Test (siehe Text und Abb. 7a–c)

| | | |
|---|---|---|
| Vergleich: Hämoglobin/Hämatokrit | SG   I: | 1 − 2 − 3 − 4 − 5 − 6 − 7 − 8 |
| | SG  II: | 1 − 2 − 3 − 4 − 5 − 6 − 7 − 8 |
| | SG III: | 1 − 2 − 3 − 4 − 5 − 6 − 7 − 8 |
| | alle Werte: | 1 − 2 − 3 − 4 − 5 − 6 − 7 − 8 |
| Vergleich: Hämoglobin/Kalzium | SG   I: | 1 − 2 − 3 − 4 − 5 − 6 − 7 − 8 |
| | SG  II: | 4 − 5 − 6 − 7 − 8 |
| | SG III: | 1 − 2 −     4 − 5 −         8 |
| | alle Werte: | 2 −     4 −         8 |
| Vergleich: Hämatokrit/Kalzium | SG   I: | 1 − 2 − 3 − 4 − 5 − 6 − 7 − 8 |
| | SG  II: | 4 −         7 − 8 |
| | SG III: | 1 − 2 −     4 − 5 −         8 |
| | alle Werte: | 2 −     4 − 5 −     7 − 8 |
| Vergleich: Hämoglobin/Natrium | SG  II: | 1 − 2 − 3 − 4 − 5 − 6 − 7 − 8 |
| | SG III: | 1 − 2 − 3 − 4 − 5 − 6 − 7 − 8 |
| | alle Werte: | 8 |
| Vergleich: Hämatokrit/Natrium | SG III: | 1 − 2 |
| Vergleich: Hämoglobin/Kalium | SG  II: | 3 |
| | alle Werte: | 4 − 5 |
| Vergleich: Hämatokrit/Kalium | alle Werte: | 5 |

**Tabelle 14.** Kreatinin (mg/dl). Absolute Werte und statistische Ergebnisse. Sonst wie Tabelle 8 und 9

| Entnahmezeitpunkt | | 1 | 2 | 3 | 4 | 5 | 6 | 7 | 8 |
|---|---|---|---|---|---|---|---|---|---|
| SG I | n | 9 | 10 | 11 | 11 | 10 | 11 | 10 | 6 |
| | $\bar{x}$ | 1,17 | 1,13 | 1,12 | 1,13 | 1,12 | 1,05 | 1,11 | 1,07 |
| | $s_x$ | 0,30 | 0,23 | 0,18 | 0,21 | 0,17 | 0,26 | 0,26 | 0,12 |
| | $s_{\bar{x}}$ | 0,10 | 0,073 | 0,055 | 0,063 | 0,053 | 0,78 | 0,82 | 0,49 |
| | V | 0,26 | 0,20 | 0,16 | 0,19 | 0,15 | 0,24 | 0,23 | 0,14 |
| | Norm | + | + | + | − | − | − | − | − |
| SG II | n | 17 | 25 | 24 | 25 | 26 | 27 | 24 | 16 |
| | $\bar{x}$ | 1,26 | 1,32 | 1,30 | 1,31 | 1,33 | 1,26 | 1,21 | 1,08 |
| | $s_x$ | 0,26 | 0,28 | 0,33 | 0,29 | 0,39 | 0,31 | 0,27 | 0,25 |
| | $s_{\bar{x}}$ | 0,062 | 0,055 | 0,068 | 0,058 | 0,077 | 0,06 | 0,056 | 0,061 |
| | V | 0,20 | 0,21 | 0,26 | 0,22 | 0,30 | 0,25 | 0,23 | 0,23 |
| | Norm | + | + | + | + | − | + | + | − |
| SG III | n | 19 | 27 | 27 | 25 | 25 | 23 | 23 | 17 |
| | $\bar{x}$ | 1,53 | 1,52 | 1,53 | 1,50 | 1,40 | 1,41 | 1,33 | 1,08 |
| | $s_x$ | 0,29 | 0,34 | 0,50 | 0,48 | 0,50 | 0,50 | 0,74 | 0,25 |
| | $s_{\bar{x}}$ | 0,068 | 0,066 | 0,096 | 0,097 | 0,10 | 0,10 | 0,15 | 0,06 |
| | V | 0,19 | 0,23 | 0,33 | 0,32 | 0,36 | 0,35 | 0,55 | 0,23 |
| | Norm | − | + | + | − | − | − | − | + |
| I/II | | − | − | − | 0,05 | − | − | − | − |
| I/III | | 0,01 | 0,01 | 0,01 | 0,01 | − | 0,05 | − | − |
| II/III | | 0,01 | 0,05 | − | − | − | − | − | − |
| | | | 1/2 | 1/3 | 1/4 | 1/5 | 1/6 | 1/7 | 1/8 |
| I | | | 0,05 | 0,01 | 0,01 | 0,01 | 0,01 | 0,01 | 0,01 |
| II | | | 0,001 | 0,001 | 0,001 | 0,001 | 0,01 | 0,01 | − |
| III | | | 0,01 | 0,01 | 0,01 | 0,05 | − | − | − |

teriums bewußt, mußten aber aus Gründen der Versuchanordnung auf Clearance-Untersuchungen verzichten.

Es zeigt sich insgesamt, daß die Kreatininwerte etwa im Normbereich liegen, anfangs leicht über der Norm liegende Werte beim Schweregrad III erreichen die obere Normgrenze allerdings erst nach 12 Stunden. Die Einzelwerte innerhalb eines Schweregrades zeigen keine signifikanten Abweichungen nach oben oder unten. Eine Nierenfunktionsstörung im Untersuchungszeitraum kann damit für die Schweregrade I und II unter Vorbehalt (nur 1 Parameter!) ausgeschlossen werden. Der Schweregrad III zeigt, wenn man die Kreatininwerte der einzelnen Schweregrade miteinander vergleicht, möglicherweise gewisse Hinweise auf eine schockbedingte Nierenfunktionsstörung.

## 3.4 Säure-Basen-Haushalt

### 3.4.1 pH-Wert (Abb. 9)

In allen Schweregraden steigen die pH-Werte während des Untersuchungsablaufes deutlich an. Sie liegen in den Schweregraden I und II um den Normbereich und weisen beim Schweregrad III in den ersten 3 Stunden eine eindeutig saure Tendenz ($\overline{x}$ = 7,274) auf.

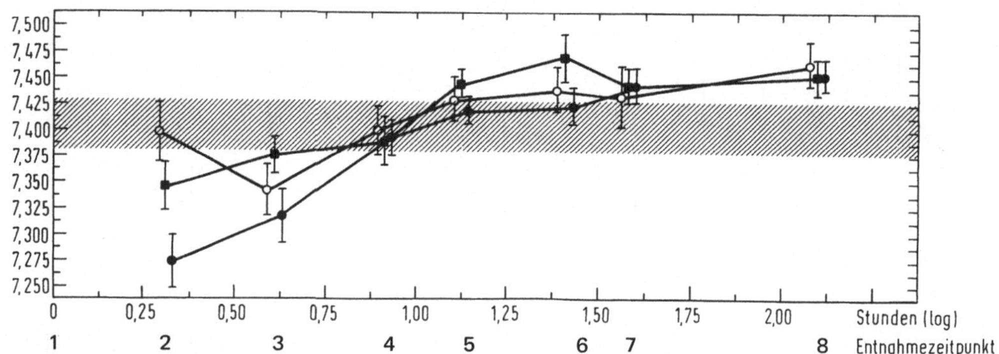


**Abb. 9.** pH. Graphische Darstellung über die Zeit. Zeichenerklärung siehe Abb. 1

### 3.4.2 Basenüberschuß (Abb. 10)

Auch der Basenüberschuß zeigt eine ähnliche Verlaufsform: Saure Ausgangswerte bei den Schweregraden II (−5,3 mval/l) und III (−9,7 mval/l) und ein allmählicher Anstieg über die Zeit bis zu einem Bereich zwischen +3,0 und +3,4 mval/l nach 5 Tagen.

### 3.4.3 Standard-Bikarbonat (Abb. 11)

Eine Störung des Puffersystems ist in den Schweregraden II und III schon in der ersten Stunde nach dem Unfall signifikant ($p_{II}$ < 0,01, $p_{III}$ < 0,01) erkennbar und ist beim Schweregrad III auch nach 3 Stunden noch deutlich nachweisbar. Die Werte steigen dann in allen Schweregraden bis zum Versuchsende praktisch laufend an.

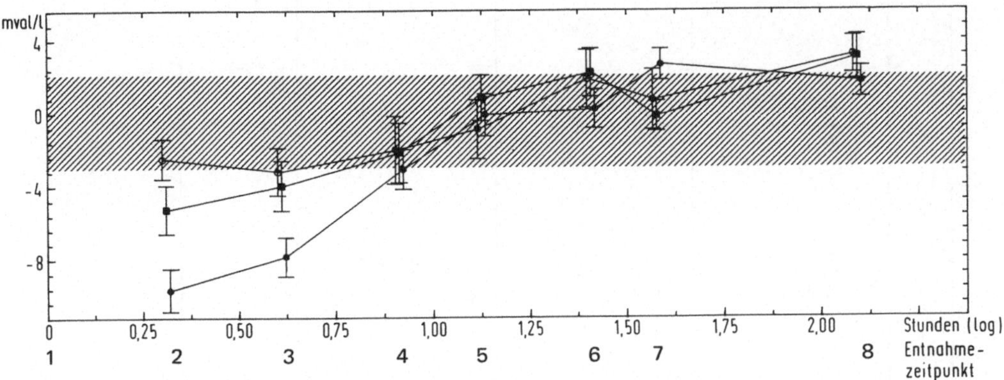

**Abb. 10.** Basenüberschuß (BE). Graphische Darstellung über die Zeit. Zeichenerklärung siehe Abb. 1

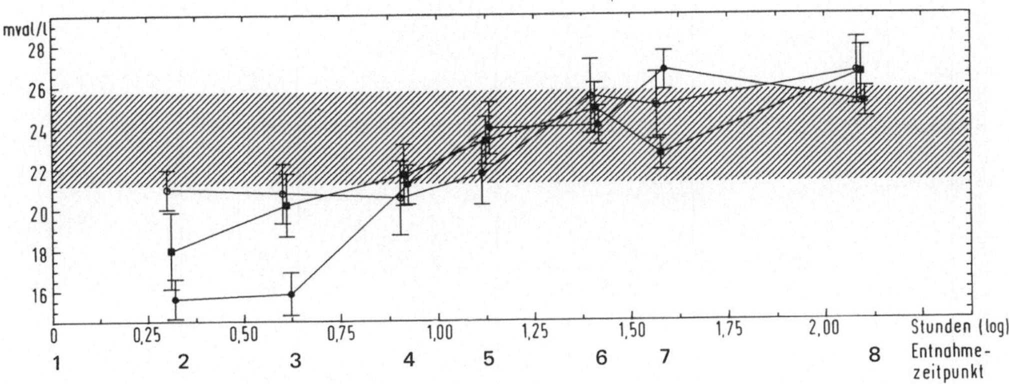

**Abb. 11.** Standard-Bikarbonat. Graphische Darstellung über die Zeit. Zeichenerklärung siehe Abb. 1

### 3.4.4 *Sauerstoff-Partialdruck* (Tabelle 15)

Das untersuchte Kollektiv beinhaltet Verletzte, die spontan atmeten und solche, die im Rahmen einer postoperativen oder konservativen Therapie maschinell beatmet wurden. Die $pO_2$-Werte des Schweregrades I liegen bei Spontanatmung zu den Entnahmezeitpunkten 2 bis 4 niedriger als die der Grade II und III. Signifikante Unterschiede zwischen den Schweregraden sind jedoch praktisch nicht nachweisbar und wären bei der Uneinheitlichkeit der Ausgangssituation auch nicht verwertbar.

### 3.4.5 *Kohlendioxyd-Partialdruck* (Tabelle 16)

Weder innerhalb der einzelnen Schweregrade, noch beim Vergleich der Schweregrade untereinander gab es signifikante Abweichungen.

**Tabelle 15.** Sauerstoff-Partialdruck (Torr). Absolute Werte und statistische Ergebnisse. Sonst siehe Tabelle 8 und 9

| Entnahmezeitpunkt | 1 | 2 | 3 | 4 | 5 | 6 | 7 | 8 |
|---|---|---|---|---|---|---|---|---|
| SG I | | | | | | | | |
| $n$ | – | 10 | 11 | 7 | 9 | 10 | 9 | 3 |
| $\bar{x}$ | – | 86,14 | 88,84 | 74,36 | 77,82 | 80,03 | 68,79 | 74,33 |
| $s_x$ | – | 25,96 | 21,83 | 12,77 | 15,66 | 17,96 | 9,78 | 12,11 |
| $s_{\bar{x}}$ | – | 8,21 | 6,60 | 4,82 | 5,22 | 5,68 | 3,26 | 6,99 |
| $V$ | – | 0,30 | 0,25 | 0,17 | 0,20 | 0,22 | 0,14 | 0,16 |
| Norm | – | – | + | – | + | + | + | – |
| SG II | | | | | | | | |
| $n$ | – | 19 | 25 | 25 | 25 | 24 | 24 | 17 |
| $\bar{x}$ | – | 94,95 | 103,42 | 101,26 | 91,92 | 80,36 | 79,93 | 88,28 |
| $s_x$ | – | 29,75 | 27,71 | 42,54 | 21,78 | 20,98 | 22,70 | 18,69 |
| $s_{\bar{x}}$ | – | 6,82 | 5,54 | 8,51 | 4,36 | 4,28 | 4,63 | 4,53 |
| $V$ | – | 0,31 | 0,27 | 0,42 | 0,24 | 0,26 | 0,28 | 0,21 |
| Norm | – | – | + | – | + | – | + | + |
| SG III | | | | | | | | |
| $n$ | – | 23 | 23 | 22 | 25 | 22 | 23 | 16 |
| $\bar{x}$ | – | 79,41 | 91,90 | 99,06 | 86,39 | 83,39 | 79,77 | 79,87 |
| $s_x$ | – | 43,43 | 42,00 | 37,07 | 37,69 | 32,94 | 33,39 | 17,65 |
| $s_{\bar{x}}$ | – | 9,06 | 8,97 | 7,90 | 7,54 | 7,02 | 6,96 | 4,41 |
| $V$ | – | 0,55 | 0,47 | 0,37 | 0,44 | 0,40 | 0,42 | 0,22 |
| Norm | – | – | + | + | – | – | – | + |
| I/II | – | – | – | 0,05 | 0,05 | – | – | – |
| I/III | – | – | – | – | – | – | – | – |
| II/III | – | – | – | – | – | – | – | – |

**Tabelle 16.** Kohlendioxid-Partialdruck (Torr). Absolute Werte und statistische Ergebnisse. Sonst siehe Tabelle 8 und 9

| Entnahmezeitpunkt | | 1 | 2 | 3 | 4 | 5 | 6 | 7 | 8 |
|---|---|---|---|---|---|---|---|---|---|
| SG I | $n$ | − | 10 | 10 | 7 | 8 | 10 | 9 | 3 |
| | $\bar{x}$ | − | 37,37 | 36,46 | 35,63 | 33,31 | 36,67 | 33,17 | 36,93 |
| | $s_x$ | − | 6,09 | 5,54 | 4,37 | 5,44 | 3,80 | 4,00 | 3,18 |
| | $s_{\bar{x}}$ | − | 1,93 | 1,75 | 1,65 | 1,92 | 1,20 | 1,32 | 1,83 |
| | $V$ | − | 0,16 | 0,15 | 0,12 | 0,16 | 0,10 | 0,12 | 0,10 |
| | Norm | − | + | − | + | + | + | − | − |
| SG II | $n$ | − | 20 | 25 | 25 | 25 | 24 | 24 | 17 |
| | $\bar{x}$ | − | 35,17 | 35,08 | 35,33 | 35,09 | 34,05 | 36,33 | 36,84 |
| | $s_x$ | − | 7,45 | 11,65 | 7,84 | 7,02 | 6,38 | 14,70 | 5,37 |
| | $s_{\bar{x}}$ | − | 1,67 | 2,33 | 1,57 | 1,40 | 1,30 | 3,00 | 1,30 |
| | $V$ | − | 0,21 | 0,33 | 0,22 | 0,20 | 0,19 | 0,40 | 0,15 |
| | Norm | − | + | − | − | + | + | − | + |
| SG III | $n$ | − | 23 | 23 | 22 | 25 | 22 | 23 | 16 |
| | $\bar{x}$ | − | 35,77 | 32,68 | 34,87 | 37,02 | 36,90 | 40,27 | 36,80 |
| | $s_x$ | − | 10,33 | 9,90 | 7,08 | 9,65 | 7,28 | 10,60 | 6,16 |
| | $s_{\bar{x}}$ | − | 0,29 | 0,30 | 0,20 | 0,26 | 0,20 | 0,26 | 0,17 |
| | Norm | − | + | + | + | − | − | − | − |
| I/II | | − | − | − | − | − | − | − | − |
| I/III | | − | − | − | − | − | − | 0,05 | − |
| II/III | | − | − | − | − | − | − | 0,05 | − |

## 3.5 Kohlenhydratstoffwechsel

### 3.5.1 Glukose (Abb. 12, Tabelle 17)

Die Blutglukosewerte steigen anfangs umso schneller an, je schwerer die Traumatisation ist.
Die Maximalwerte sind nach 7 Stunden (Schweregrad I), 3 Stunden (Schweregrad II) und
1 Stunde (Schweregrad III) erreicht. Es folgt ein kontinuierlicher Abfall bis zum 5. posttraumatischen Tag, wobei sich jedoch die Werte der Grade II und III immer noch signifikant
($p < 0,01$) über dem Ausgangswert befinden und auch über der oberen Normgrenze liegen.

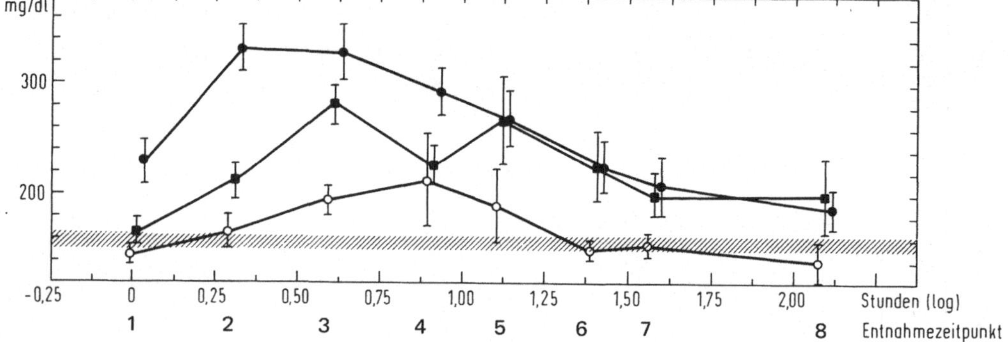

**Abb. 12.** Glukose im Serum. Graphische Darstellung über die Zeit. Zeichenerklärung siehe Abb. 1

### 3.5.2 Insulin (Tabelle 18)

Insgesamt liegen die Insulinwerte im Normbereich. Es ist lediglich die Tendenz einer Zunahme der Insulinkonzentration etwa ab der 3. bis 5. Entnahme sichtbar. Die Werte nach fünf
Tagen liegen signifikant über dem Ausgangswert am Unfallort ($p < 0,01$). Der einzige pathologische Wert liegt im Schweregrad III (Entnahmezeitpunkt 5) und ist, wie aus dem Varia-
tionskoeffizienten (V) sichtbar, statistisch nicht verwertbar.

### 3.5.3 Glukagon (Tabelle 19)

Da die Anzahl der untersuchten Probanden in den einzelnen Schweregraden zu gering ist,
um eine statistische Aussage machen zu können, muß auf die Glukagonwerte aller Patienten
gemeinsam (SG I bis III) zurückgegriffen werden. Zu allen Entnahmezeitpunkten ist eine
Hyperglukagonämie feststellbar, die bereits am Unfallort (Entnahmezeitpunkt 1) deutlich
ausgeprägt vorliegt und ab der 12. Stunde — bis zur 36. Stunde anhaltend — noch weiter
ansteigt ($p < 0,05$). Auch die Werte nach fünf Tagen liegen noch weit über der oberen Normgrenze.

Zur Frage der gegenseitigen Beeinflussung der Konzentrationswerte von Glukose, Insulin
und Glukagon wurden mit Hilfe des doppelten U-Testes die Rangkorrelationen erstellt. Eine
deutliche Korrelation ist dabei nicht nachweisbar. Vereinzelte Negativkorrelationen finden
sich bei der Gruppierung Insulin/Glukose, die jedoch insgesamt nicht aussagekräftig sind.

**Tabelle 17.** Glukose im Serum (mg/dl). Absolute Werte und statistische Ergebnisse. Sonst siehe Tabelle 8 und 9

| Entnahmezeitpunkt | | 1 | 2 | 3 | 4 | 5 | 6 | 7 | 8 |
|---|---|---|---|---|---|---|---|---|---|
| SG I | n | 9 | 10 | 11 | 11 | 10 | 11 | 10 | 6 |
| | $\bar{x}$ | 145,56 | 166,70 | 195,18 | 213,64 | 190,50 | 150,18 | 155,50 | 140,00 |
| | $s_x$ | 24,81 | 49,89 | 46,13 | 139,86 | 107,35 | 28,59 | 35,15 | 43,59 |
| | $s_{\bar{x}}$ | 8,27 | 15,78 | 13,91 | 42,17 | 33,95 | 8,62 | 11,12 | 17,80 |
| | V | 0,17 | 0,30 | 0,24 | 0,65 | 0,56 | 0,19 | 0,23 | 0,31 |
| | Norm | + | + | + | − | − | + | + | − |
| SG II | n | 20 | 26 | 26 | 26 | 26 | 27 | 26 | 28 |
| | $\bar{x}$ | 166,30 | 212,00 | 281,85 | 227,50 | 267,58 | 225,81 | 201,23 | 199,17 |
| | $s_x$ | 55,17 | 82,97 | 92,95 | 89,20 | 204,79 | 163,19 | 102,14 | 142,95 |
| | $s_{\bar{x}}$ | 12,34 | 16,27 | 18,23 | 17,49 | 40,16 | 31,41 | 20,03 | 33,70 |
| | V | 0,33 | 0,39 | 0,33 | 0,39 | 0,77 | 0,72 | 0,51 | 0,72 |
| | Norm | + | − | + | − | − | − | − | − |
| SG III | n | 19 | 27 | 27 | 25 | 25 | 23 | 23 | 17 |
| | $\bar{x}$ | 229,00 | 331,26 | 328,30 | 293,08 | 268,92 | 226,90 | 209,09 | 187,82 |
| | $s_x$ | 86,92 | 11,14 | 133,12 | 108,25 | 126,55 | 111,21 | 128,13 | 72,34 |
| | $s_{\bar{x}}$ | 19,94 | 21,94 | 25,62 | 21,65 | 25,31 | 23,19 | 26,72 | 17,55 |
| | V | 0,38 | 0,34 | 0,41 | 0,37 | 0,47 | 0,49 | 0,61 | 0,39 |
| | Norm | − | + | + | + | − | − | − | − |
| I/II | | − | − | 0,01 | − | − | 0,05 | − | − |
| I/III | | 0,01 | 0,001 | 0,01 | 0,01 | 0,01 | 0,05 | − | − |
| II/III | | 0,01 | 0,001 | 0,01 | 0,01 | − | − | − | − |

Tabelle 18. Insulin im Serum ($\mu$E/ml). Absolute Werte und statistische Ergebnisse. Sonst siehe Tabelle 8 und 9

| Entnahmezeitpunkt | | 1 | 2 | 3 | 4 | 5 | 6 | 7 | 8 |
|---|---|---|---|---|---|---|---|---|---|
| SG I | n | 2 | 3 | 3 | 3 | 3 | 3 | 3 | 3 |
| | $\bar{x}$ | 2 | 4,53 | 10,2 | 6,17 | 21,5 | 13,67 | 9,67 | 25,03 |
| | $s_x$ | 2,83 | 1,55 | 2,46 | 6,86 | 30,38 | 18,08 | 3,42 | 18,82 |
| | $s_{\bar{x}}$ | 2 | 0,90 | 1,42 | 3,96 | 17,54 | 10,44 | 1,97 | 10,87 |
| | V | 1,41 | 0,34 | 0,24 | 1,11 | 1,41 | 1,32 | 0,35 | 0,75 |
| | Norm | – | – | – | – | – | – | – | – |
| SG II | n | 10 | 11 | 11 | 11 | 11 | 11 | 11 | 11 |
| | $\bar{x}$ | 10,56 | 14,56 | 20,87 | 30,95 | 36,97 | 34,14 | 40,75 | 36,61 |
| | $s_x$ | 7,97 | 9,17 | 6,72 | 22,77 | 34,94 | 34,84 | 37,08 | 26,24 |
| | $s_{\bar{x}}$ | 2,52 | 2,76 | 2,03 | 6,87 | 10,54 | 10,50 | 11,18 | 7,91 |
| | V | 0,75 | 0,63 | 0,32 | 0,74 | 0,95 | 1,02 | 0,91 | 0,72 |
| | Norm | + | + | + | – | – | – | – | + |
| SG III | n | 11 | 17 | 16 | 16 | 16 | 16 | 14 | 11 |
| | $\bar{x}$ | 8,79 | 11,82 | 30,17 | 37,00 | 41,01 | 32,57 | 36,11 | 23,66 |
| | $s_x$ | 9,30 | 15,85 | 31,91 | 36,77 | 52,19 | 28,81 | 26,64 | 14,57 |
| | $s_{\bar{x}}$ | 2,80 | 3,85 | 7,98 | 9,19 | 13,05 | 7,20 | 7,12 | 4,39 |
| | V | 1,05 | 1,34 | 1,05 | 0,99 | 1,27 | 0,88 | 0,73 | 0,61 |
| | Norm | – | – | – | – | – | – | – | + |
| I/II | | – | 0,05 | 0,01 | 0,05 | – | – | – | – |
| I/III | | – | – | – | 0,05 | – | – | 0,05 | – |
| II/III | | – | – | – | – | – | – | – | – |

**Tabelle 19.** Glukagon in Serum (pg/ml). Absolute Werte und statistische Ergebnisse. Sonst siehe Tabelle 8 und 9

| Entnahmezeitpunkt | | 1 | 2 | 3 | 4 | 5 | 6 | 7 | 8 |
|---|---|---|---|---|---|---|---|---|---|
| SG I | $n$ | 3 | 3 | 3 | 3 | 3 | 3 | 3 | 3 |
| | $\bar{x}$ | 853,70 | 761,57 | 525,80 | 599,77 | 745,80 | 703,87 | 923,60 | 426,83 |
| | $s_x$ | 402,11 | 367,51 | 133,14 | 172,82 | 191,85 | 182,40 | 576,82 | 166,81 |
| | $s_{\bar{x}}$ | 233,16 | 212,18 | 76,87 | 99,78 | 110,76 | 105,31 | 333,03 | 96,31 |
| | $V$ | 0,47 | 0,48 | 0,25 | 0,28 | 0,25 | 0,25 | 0,62 | 0,39 |
| | Norm | − | − | − | − | − | + | − | − |
| SG II | $n$ | 8 | 8 | 8 | 7 | 8 | 8 | 8 | 8 |
| | $\bar{x}$ | 453,42 | 425,84 | 649,75 | 499,77 | 643,39 | 965,89 | 661,15 | 682,04 |
| | $s_x$ | 195,15 | 273,58 | 676,13 | 249,83 | 421,43 | 400,62 | 321,50 | 246,89 |
| | $s_{\bar{x}}$ | 68,99 | 96,73 | 239,05 | 101,99 | 141,64 | 113,67 | 87,29 | |
| | $V$ | 0,43 | 0,64 | 1,04 | 0,50 | 0,66 | 0,41 | 0,49 | 0,36 |
| | $s_x$ | 68,99 | 96,73 | 239,05 | 101,99 | 149,00 | 141,64 | 113,67 | 87,29 |
| | $V$ | 0,43 | 0,64 | 1,04 | 0,50 | 0,66 | 0,41 | 0,49 | 0,36 |
| | Norm | + | − | − | + | + | + | + | + |
| SG III | $n$ | − | 3 | 3 | 3 | 3 | 3 | 2 | − |
| | $\bar{x}$ | − | 746,03 | 861,30 | 807,57 | 850,03 | 1024,7 | 1719,5 | − |
| | $s_x$ | − | 203,84 | 376,78 | 424,87 | 317,53 | 308,00 | 1808,3 | − |
| | $s_{\bar{x}}$ | − | 117,69 | 217,53 | 245,30 | 183,33 | 177,83 | 1278,6 | − |
| | $V$ | − | 0,27 | 0,44 | 0,52 | 0,37 | 0,30 | 1,05 | − |
| | Norm | − | − | − | − | − | − | − | − |
| SG I–III | $n$ | 12 | 14 | 14 | 13 | 14 | 14 | 13 | 11 |
| | $\bar{x}$ | 553,79 | 566,39 | 668,39 | 601,72 | 709,61 | 922,35 | 884,53 | 612,44 |
| | $s_x$ | 293,84 | 309,63 | 533,12 | 289,57 | 352,65 | 347,65 | 733,53 | 249,89 |
| | $s_{\bar{x}}$ | 84,82 | 82,75 | 142,48 | 83,59 | 94,25 | 92,87 | 203,44 | 75,34 |
| | $V$ | 0,53 | 0,55 | 0,79 | 0,48 | 0,50 | 0,38 | 0,83 | 0,41 |
| | Norm | − | + | − | + | + | + | + | + |

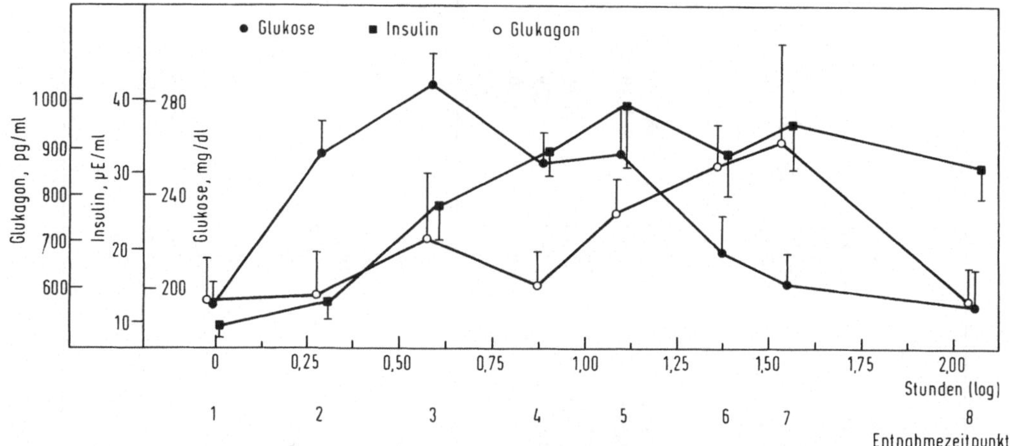

**Abb. 13.** Vergleichendes Verhalten der Parameter des Kohlenhydratstoffwechsels während des Beobachtungszeitraumes ($\overline{x} \mp s_{\overline{x}}$)

In der Abb. 13 sind alle drei Parameter des Kohlenhydratstoffwechsels aufgetragen. Aufgrund der geringen Anzahl der Verletzten, bei denen Insulin (n = 31) und Glukagon (n = 14) bestimmt wurde, mußte dabei auf die Unterteilung nach einzelnen Schweregraden verzichtet werden. Beim Vergleich Glukose/Insulin fallen in den ersten 12 Stunden bei niedrig — normalen Insulin-Konzentrationen deutlich erhöhte Glukosewerte auf. Die Glukagonwerte lassen keinen durch Insulin und Glukose beeinflußten Verlauf erkennen.

## 3.6 Proteinstoffwechsel

### 3.6.1 Gesamteiweiß (Abb. 14)

Die Ausgangswerte (Entnahme am Unfallort) zeigen eine deutliche Beziehung zum Schweregrad der Traumatisation (SG III: tiefster Wert). In den ersten Stunden nach dem Trauma fällt das Gesamteiweiß bei allen drei Schweregraden ab. Minimalwerte werden beim Schwe-

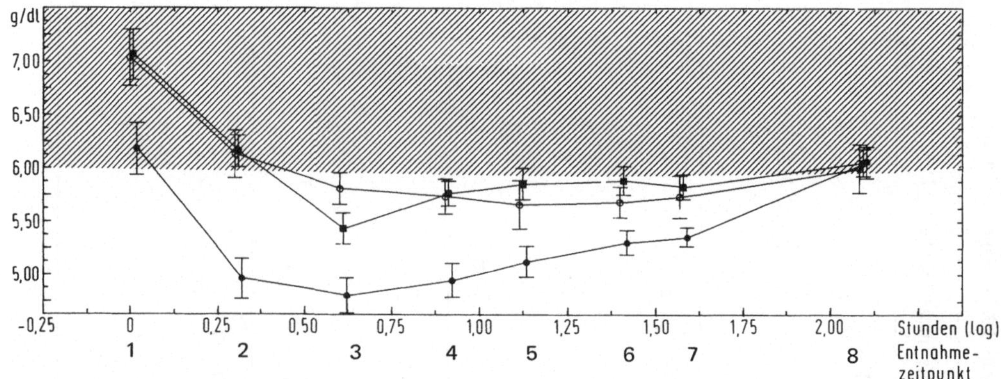

**Abb. 14.** Gesamteiweiß im Serum. Graphische Darstellung über die Zeit. Zeichenerklärung siehe Abb. 1

regrad II und III nach drei Stunden (p < 0,01), beim Schweregrad I erst nach 12 Stunden
(p < 0,01) erreicht. Ein darauffolgender Anstieg der Werte hält bis zum fünften posttraumatischen Tag an.


### 3.6.2 Albumin (Abb. 15)

Die Ausgangswerte der Schweregrade I und II liegen im, der Wert des Schweregrades III
knapp unter dem Normbereich. Es folgt sodann bei allen Schweregraden ein Abfall, der
beim Schweregrad I bis zum fünften posttraumatischen Tag anhält. Beim Schweregrad II
steigen die Werte nach 7 und 12 Stunden wieder an, um dann bis zum 5. Tag neuerlich abzufallen. Beim Schweregrad III ist der Abfall am intensivsten ausgeprägt, hält aber nur eine
Stunde an (p < 0,01). Im Anschluß daran kommt es zu einem kontinuierlichen Anstieg.
· Sämtliche Werte liegen hier aber tiefer als bei den Schweregraden I und II.

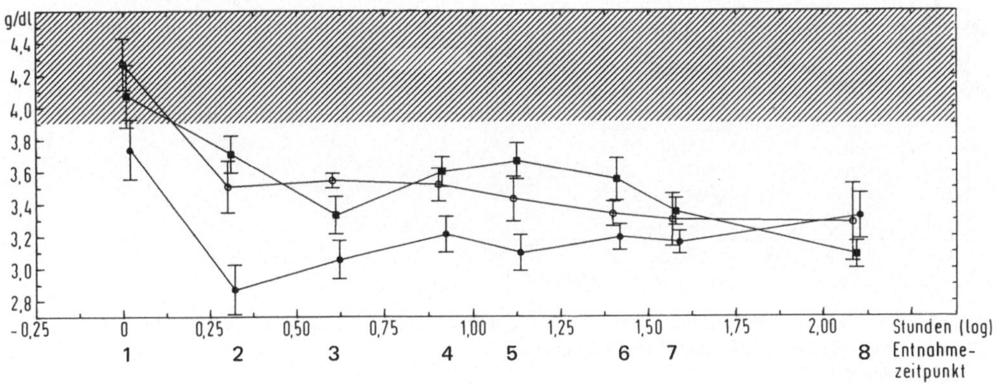

**Abb. 15.** Albumin in Serum. Graphische Darstellung über die Zeit. Zeichenerklärung siehe Abb. 1


Um nun eine Aussage zu erhalten, ob ein Abfall der Gesamteiweiß- und Albuminwerte
etwa verdünnungsbedingt sein könnte, wurde, nach Schweregraden getrennt, deren prozentualer Abfall (Ausgangswert = 100%) mit den entsprechenden Hb- und Hk-Werten verglichen (Abb. 16 a–c). Auf die beschränkte Aussagekraft eines solchen Vergleiches wurde bereits hingewiesen.

Deutlich ist in den Abb. 16 (a–c) ersichtlich, daß bis zur dritten Stunde der Abfall
der Gesamteiweiß- und Albuminwerte parallel mit dem Abfall des Hämoglobins und Hämatokrits verläuft. Die exogene Zufuhr von Proteinlösungen bedingt einen darauffolgenden
Anstieg der Eiweißwerte. Die Verletzten des Schweregrades III erhielten mehr, der Anstieg
ist daher auch steiler. In Abb. 17 wird ersichtlich, daß der Albuminanstieg nicht so deutlich
ausgeprägt ist wie der des Gesamteiweißes.

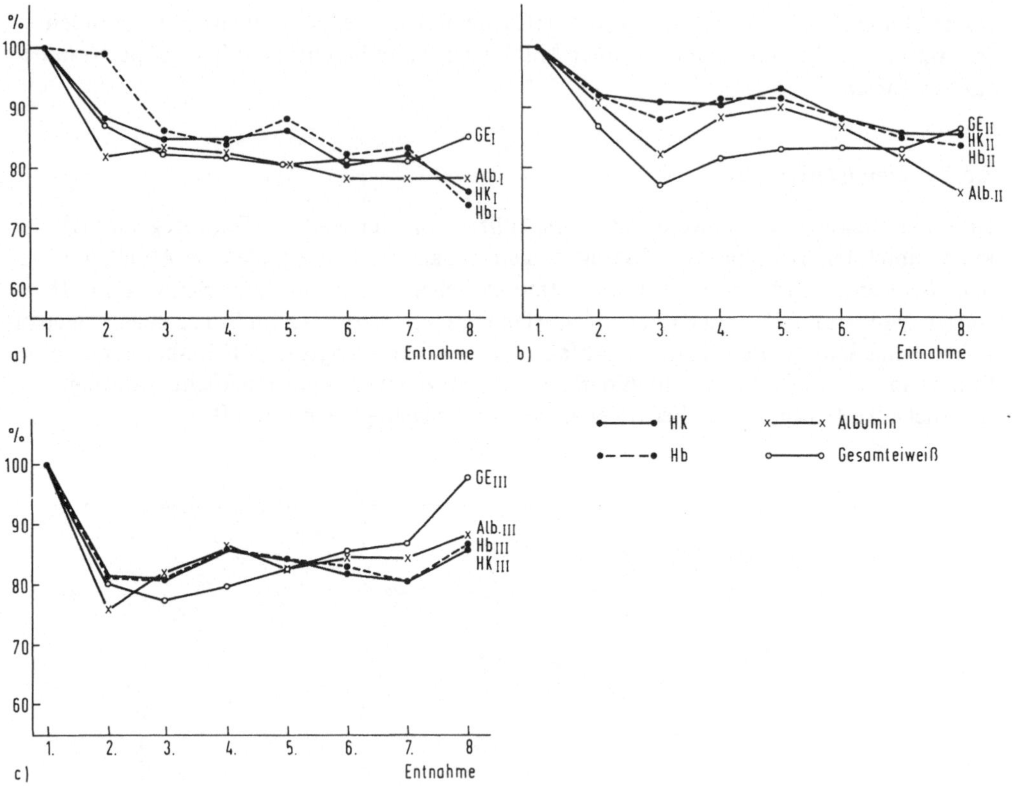

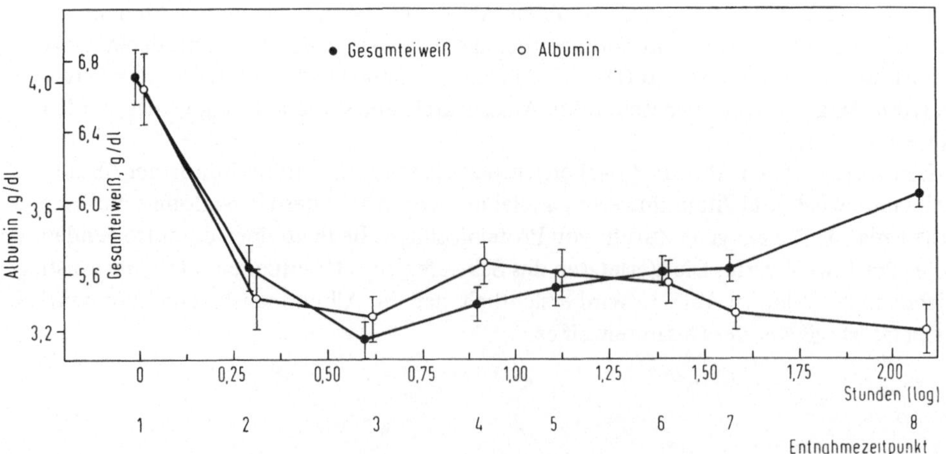

**Abb. 16 a–c.** Prozentuale Veränderungen (Ausgangswert = 100%) von Gesamteiweiß und Albumin in Vergleich zu Hämoglobin und Hämatokrit (Mittelwerte)
a. Schweregrad I
b. Schweregrad II
c. Schweregrad III

**Abb. 17.** Vergleich der Veränderungen von Gesamteiweiß und Albumin im Serum (SG I–III) ($\overline{x} \mp s_{\overline{x}}$)

## 3.7 Blutgerinnung

### 3.7.1 Thrombozyten (Abb. 18)

Bei allen Schweregraden ist in den ersten 36 Stunden ein praktisch kontinuierlicher Abfall
der Thrombozyten erkennbar. Die untere Normgrenze wird im Schweregrad I nach 12 und
im Schweregrad II bereits nach 3 Stunden unterschritten, im Schweregrad III befindet sich
bereits der Ausgangswert an der unteren Normgrenze und ist deutlich niedriger als beim
Schweregrad I und II (p < 0,01). Der Wert nach fünf Tagen zeigt in allen Schweregraden
einen Anstieg (Schweregrad I: untere Normgrenze) an, der Ausgangswert ist jedoch nicht
erreicht.

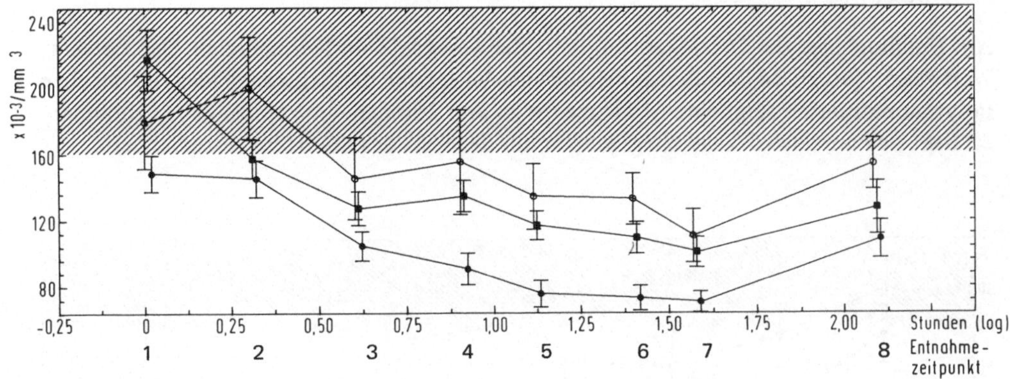

**Abb. 18.** Thrombozyten. Graphische Darstellung über die Zeit. Zeichenerklärung siehe Abb. 1
Abb. 1

### 3.7.2 Fibrinogen (Abb. 19)

Der geringste Fibrinogengehalt wird bei den verschiedenen Schweregraden zu verschiedenen
Zeiten erreicht. Beim Schweregrad I ist der Wert schon am Unfallort am niedrigsten, bereits

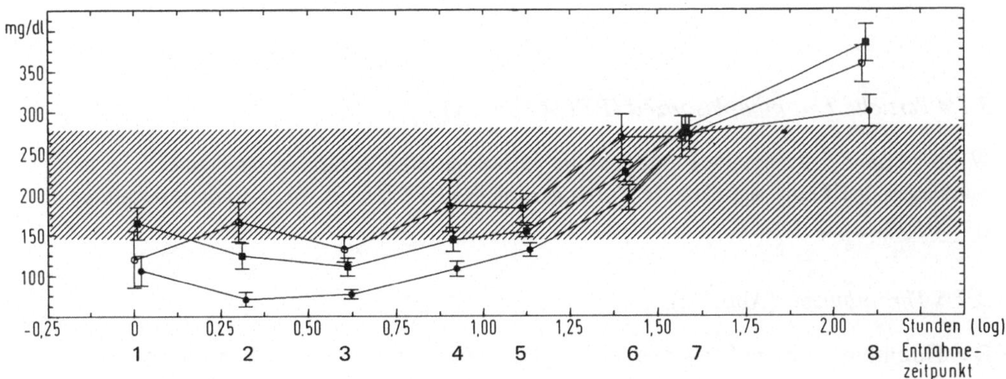

**Abb. 19.** Fibrinogen. Graphische Darstellung über die Zeit. Zeichenerklärung siehe Abb. 1

nach einer Stunde erfolgt ein Anstieg in den Normbereich (p < 0,05). Beim Schweregrad II kommt es zu einem Abfall bis zu 3 Stunden, dem sich ein kontinuierlicher Anstieg (nach 7 Stunden untere Normgrenze) anschließt. Der Ausgangswert des Schweregrades III ist deutlich erniedrigt. Er sinkt nach einer Stunde noch weiter ab, steigt dann ähnlich wie Schweregrad II an, liegt aber erst nach 24 Stunden im Normbereich. Das Ausmaß des initialen (Entnahmezeitpunkte 2 und 3) Abfalles (Verbrauch von Fibrinogen) geht also parallel zum Schweregrad der Verletzung.

Nach 36 Stunden liegen generell die Spiegel deutlich über dem Ausgangswert und an der oberen Grenze der Norm. Das übernormale Fibrinogen nach fünf Tagen ist als Ausdruck einer überschießenden Produktion zu bewerten.

### 3.7.3 Quickwert (Abb. 20)

Am Unfallort liegt der Quickwert nur beim Schweregrad I im Normbereich. Den tiefsten Wert zeigen (bis zu 24 Stunden anhaltend) die Verletzten des Schweregrades III. Bei allen Polytraumatisierten folgt eine Abnahme bis zu drei Stunden, eine allmähliche Erholung schließt sich an, nach 5 Tagen liegt jedoch nur der Wert des SG III im Normbereich.

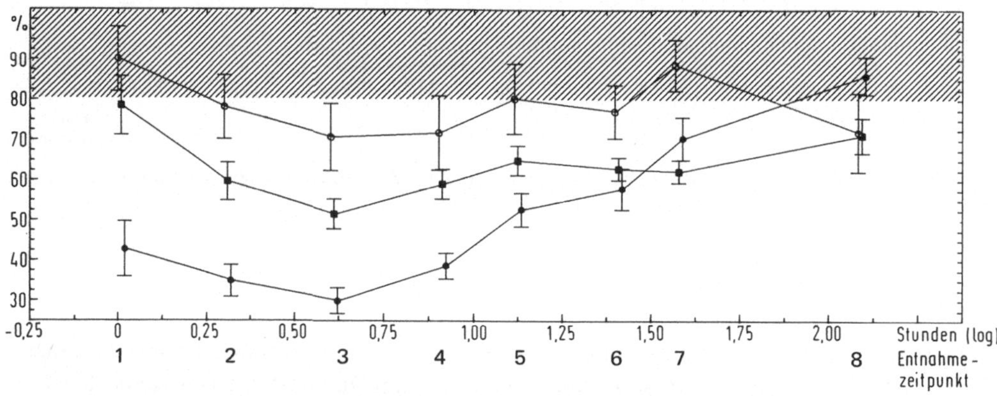

**Abb. 20.** Quickwert. Graphische Darstellung über die Zeit. Zeichenerklärung wie Abb. 1

### 3.7.4 Partielle Thromboplastinzeit (PTT) (Abb. 21)

Während die Schweregrade I und II keine pathologischen Veränderungen zeigen, ist beim Schweregrad III eine signifikante Verlängerung der PTT bis zur 36. Stunde feststellbar (p < 0,01).

### 3.7.5 Thrombinzeit (Abb. 22)

Die Thrombinzeit beim Schweregrad I liegt im Normbereich, die des Schweregrades II mäßig über der Norm. Die Werte des Schweregrades III befinden sich auch unter Berücksichtigung der großen Streuung stets eindeutig im pathologischen Bereich.

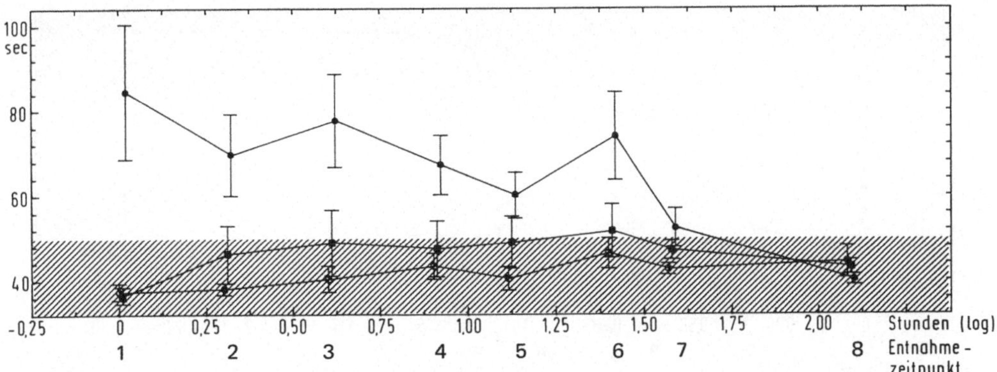

**Abb. 21.** Partielle Thromboplastinzeit (PTT). Graphische Darstellung über die Zeit. Zeichenerklärung siehe Abb. 1

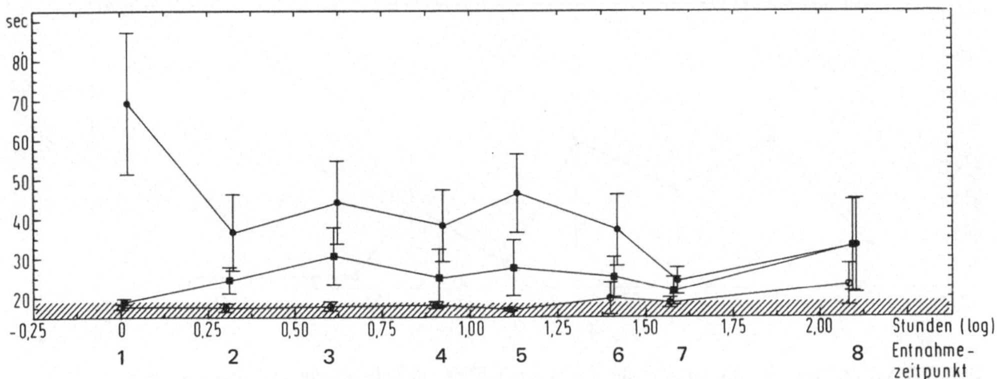

**Abb. 22.** Thrombinzeit. Graphische Darstellung über die Zeit. Zeichenerklärung siehe Abb. 1

### 3.7.6 Euglobulinlysezeit (Abb. 23)

Die Euglobulinlysezeit ist am Unfallort den Schweregraden entsprechend erniedrigt und steigt in den folgenden Stunden an ($p_I < 0{,}05$, $p_{II} < 0{,}01$, $p_{III} < 0{,}001$). Beim Schweregrad I und II sind Normwerte nach sieben Stunden, beim Schweregrad III erst nach 12 Stunden erreicht. Alle weiteren Werte verlaufen im Normbereich.

### 3.8 Hormonelle Veränderungen

### 3.8.1 Adrenalin (Abb. 24)

Da die Anzahl der diesbezüglichen Untersuchten in den einzelnen Schweregraden zu gering ist, um eine statistische Aussage machen zu können, wurden alle Schweregrade (n = 11) zusammengefaßt. Bereits am Unfallort liegt der Adrenalingehalt des Blutes mit 360 ng/l um 300% über der Norm, steigt nach einer Stunde weiter steil an und liegt nach sieben Stunden

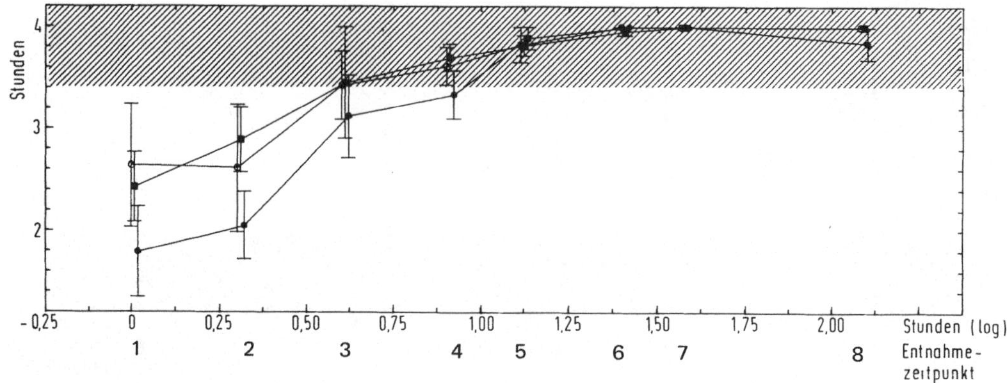

**Abb. 23.** Euglobulinlysezeit. Graphische Darstellung über die Zeit. Zeichenerklärung siehe Abb. 1

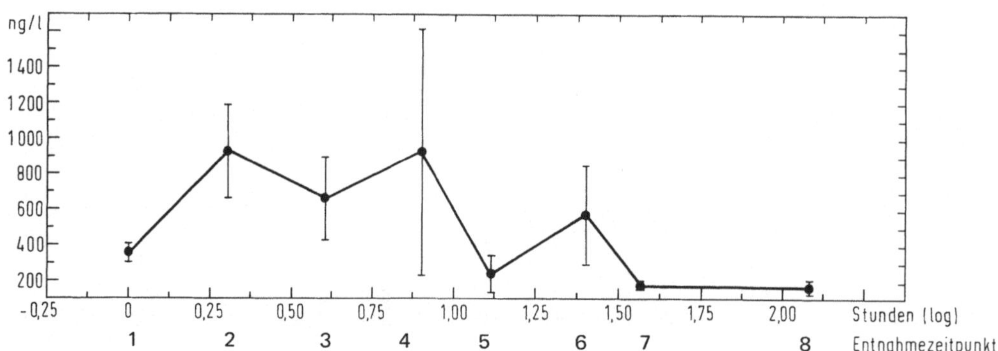

**Abb. 24.** Adrenalin in Serum. Graphische Darstellung über die Zeit. Zeichenerklärung siehe Abb. 1

mit 928 ng/l auf 935%. Danach fallen die Werte wieder ab. Dieser Wert weist eine große Streubreite auf; bedingt durch die Zusatztherapie bei Verletzten des Schweregrades III, denen nachweislich in 2 Fällen einige Stunden nach dem Unfall Dopamin verabreicht wurde (Patient Nr. 68 und 69), waren nämlich bei diesen Fällen Anstiege bis auf 4260 ng/l festzustellen. Ab 12 Stunden liegen die Mittelwerte SG I bis III wieder tiefer. Nach 36 Stunden sind sie bis zum 5. Tage am niedrigsten ($\bar{x}_8 < \bar{x}_1$, $p < 0{,}05$) liegen allerdings immer noch 87% über dem Normwert.

### 3.8.2 Noradrenalin (Abb. 25)

Auch bei den Noradrenalinwerten mußte von der gleichen Anzahl Verletzter ausgegangen werden (n = 11). Bereits am Unfallort liegen bei den 11 daraufhin Untersuchten die Werte für Noradrenalin mit 620 ng/l 210% über der Norm und erreichen nach einer Stunde 848 ng/l = 424%. Danach erfolgt ein kontinuierlicher Abfall bis zu 12 Stunden, der sich nach einer kurzen Anstiegsphase ab 36 Stunden noch fortsetzt. Der Wert nach 5 Tagen liegt deutlich unter dem Ausgangswert ($p < 0{,}05$), jedoch immer noch 64% über der Norm.

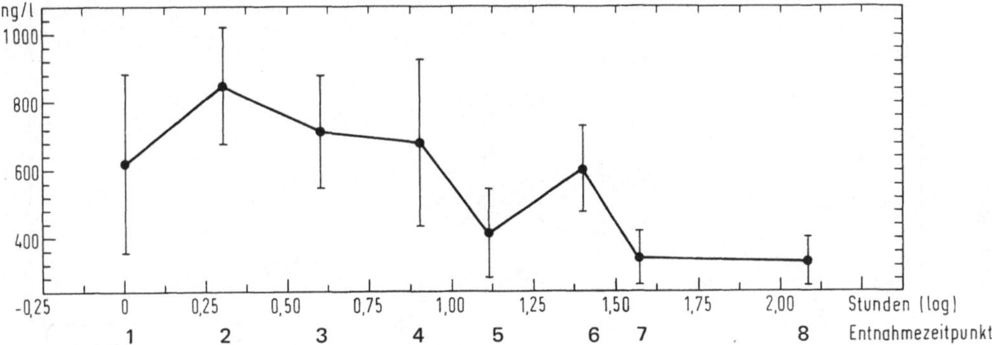


**Abb. 25.** Noradrenalin im Serum. Graphische Darstellung über die Zeit. Zeichenerklärung siehe Abb. 1

Beim Vergleich der Verlaufskurven von Adrenalin und Noradrenalin (Abb. 26) ließen sich im doppelten U-Test zu den Entnahmezeitpunkten 2 bis 7 signifikante Korrelationen nachweisen (Tabelle 20). Auch die prozentuale Erhöhung der Werte gegenüber dem Normbereich verläuft ähnlich. Adrenalin liegt jedoch über Noradrenalin und steigt auch initial ($\bar{x}_1 \rightarrow \bar{x}_2$: Adrenalin = 400 → 950%, Noradrenalin = 310 → 424%) steiler an. Die Noradrenalinausschüttung ist also am Unfallort bereits submaximal und erfährt eine weitere Steigerung nur mehr nach einer Stunde. Bei den Adrenalinwerten kommt es auch noch zu einer verzögert gesteigerten Sekretion ($\bar{x}_4$ !).

**Tabelle 20.** Korrelationen zwischen Katecholaminwerten und Parametern des Kohlenhydratstoffwechsels (siehe Text und Abb. 26)

| | | |
|---|---|---|
| Vergleich Adrenalin/Glukose | SG II: 1 | 5 – 6 |
| | alle Werte: 1 – 2 – 3 – 4 – 5 | |
| Vergleich: Adrenalin/Insulin | SG II: | 5 |
| | alle Werte: | 4 |
| Vergleich: Noradrenalin/Glukose | SG II: | 2 – 3 – 4 |
| | alle Werte: | 2 – 3 |
| Vergleich: Noradrenalin/Insulin | SG II: | 7 |
| | alle Werte: 1 | 4      7 |
| Vergleich: Adrenalin/Noradrenalin | SG I: 1 – 2 – 3 – 4 – 5 – 6 – 7 – 8 | |
| | SG II: | 4 –     7 |
| | SG III: | 3 |
| | alle Werte: | 2 – 3 – 4 – 5     7 – 8 |

Tabelle 20 zeigt schließlich auch noch die Korrelation zwischen den Katecholaminen und Insulin sowie Glukose. Nur bei der Paarung Adrenalin/Glukose ist ein signifikant korrelierter Anstieg der Werte 1 bis 5 feststellbar. Bei Noradrenalin/Glukose besteht nur zu den Entnahmezeitpunkten 2 und 3 Übereinstimmung. Die Insulinwerte lassen sich weder mit Adrenalin noch mit Noradrenalin signifikant korrelieren. Einige wenige Einzelkorrelationen sind als zufällig anzusehen.

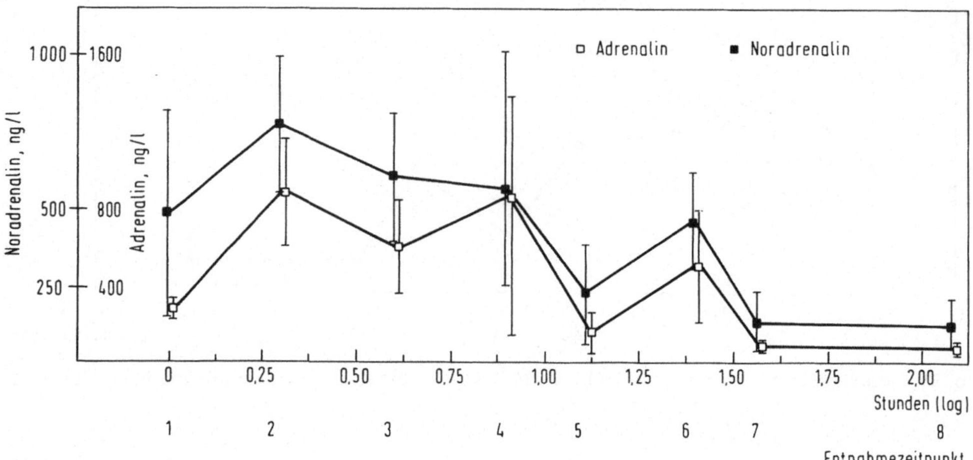


**Abb. 26.** Vergleich der Veränderungen von Adrenalin und Noradrenalin im Serum (SG I–III) ($\overline{x} \mp s_{\overline{x}}$)

# 4 Diskussion

## 4.1 Zuordnung und Einteilung

Um eine vergleichende Aussage über Stoffwechselveränderungen bei Polytraumatisierten machen zu können, ist es notwendig, die Verletzten in verschiedene Gruppen einzuteilen. Das Problem der Zuordnung dieser Patienten zu drei Schweregraden wurde auch von anderen Autoren gesehen [187]. Die Komplexität der Verletzungen macht jedoch — sorgfältige Registrierung aller Schädigungen und der Kreislaufparameter vorausgesetzt — eine solche Einteilung notwendig [319]. Gögler [114], Havemann [147] und Schweiberer und Sauer [319] haben die Registrierung des „Automotive Crash Injury Research" modifiziert und eine Einteilung gewählt, die neben den Höhlen- und Extremitätenverletzungen den Schock und den Grad der Hirnverletzung berücksichtigt. Gögler [114] definiert 1966 in Anlehnung an die für Forschungszwecke entwickelte Schweregradeinteilung des „National Advisory Committee for Aeronautic" (USA) 10 Stadien, sechs für lebend und vier für tödlich Verletzte. Dieses Schema wird in modifizierter Form im Rettungsdienst verwandt [193], seine grundsätzliche Brauchbarkeit, speziell für die Praxis der Soforthilfe, d.h. für die ärztlichen Indikationen und für die gegenseitige Verständigung, hat sich dabei ergeben. Für den klinischen Bereich ist diese Einteilung nicht geeignet, da die angenommene direkte Beziehung zwischen Verletzungsausmaß und Vitalstörung nicht immer gilt [203]. Auch die Definition von Schweiberer et al. [320] ist nicht ausreichend, da das Ausmaß der Störung der Vitalfunktionen nicht berücksichtigt wird. Im Vordergrund steht dort vielmehr eine mehr topographische Zuordnung der Verletzungen. Lent [203] schlägt deshalb für eine Beurteilung des Schweregrades am Unfallort folgende Einteilung vor: leicht verletzt = ohne Vitalstörung, mittelschwer verletzt = kompensierte Vitalstörung, und schwer verletzt = dekompensierte Vitalstörung. Hempelmann et al. [153] klammern bei ihren untersuchten Polytraumatisierten Verletzte mit schwerem Schädel-Hirntrauma und sofortiger neurochirurgischer Operationsindikation sowie Kinder unter 15 Jahren aus.

Die eigene Definition der polytraumatisierten Verletzten berücksichtigt ohne Ausschlüsse sowohl die allgemeine Reaktion des Organismus als auch die Lokalschädigung; die Zuordnung zu den einzelnen Schweregraden kann damit sowohl die Kombination der Einzelverletzungen als auch die Gefährdung der Vitalfunktionen, die Intensität eines Schockzustandes und die Schwere eines etwaigen Schädel-Hirntraumas erfassen.

Da von den verschiedenen Untersuchern verschiedene Definitionen des Polytraumas und unterschiedliche Schweregradeinteilungen vorgenommen worden sind, ist ein Vergleich mit dem vorliegenden Verletztengut nur bedingt möglich.

Die *Letalität* eines unausgesuchten Kollektives von 164 polytraumatisierten Verletzten verschiedenen Schweregrades wurde von Schweiberer und Sauer [319] mit 19% angegeben. Auch Klapp et al. hatten in den Jahren 1967 bis 1976 in Homburg eine Gesamtletalität von 16,1% bei 243 primär behandelten Polytraumatisierten, während sie bei Verlegungen (321 Patienten) 26,5% betrug [181]. Aus Schweden kommt eine Angabe von 18% [10]. Frowein und Reichmann [105] berichten über eine Letalität von 22% bis 93% bei Mehrfachverletzten mit Schädel-Hirnbeteiligung je nach Ausmaß der Kombinationsverletzungen. Die höchste Letalitätsquote hatte die Kombination Schädel-Thorax-Bauch-Extremität (93%). Unsere eigenen Letalitätsraten (Tabelle 4, Gesamtletalität 29,6%) stimmen mit den Angaben von Schweiberer und Sauer [319] überein, die bei dem Patientengut der chirurgischen Universitätsklinik Homburg eine Gesamtletalität von 32% und bei der chirurgischen Universitätsklinik Bonn im Jahre 1971 eine Letalität von 27% beschrieben. Hempelmann et al. berichten von einer Letalitätsrate nach schwerem Trauma von 30% bis 50% [153]. Eine Aufgliederung der Letalität entsprechend der Schweregrade findet sich bei Klapp et al. [181]. Während im eigenen Kollektiv beim Schweregrad I kein Patient verstarb, betrug die Letalitätsquote bei Polytraumatisierten der chirurgischen Universitätsklinik Homburg in den Jahren 1967 bis 1976 5,9%. Im Schweregrad II und III ist die Letalitätsquote um die Hälfte geringer als bei unseren Patienten. Dem Schweregrad II (20,7%) stehen in Homburg 9,8% gegenüber, dem Schweregrad III (50%) 26,9%. In Finnland [171] betrug die Letalität von Polytraumatisierten des Schweregrades III 56,3%.

Als wesentlicher Grund für die differenten Überlebungschancen wird der Zeitraum bis zum Behandlungsbeginn am Unfallort durch den Notarzt angesehen. Der Zeitfaktor, d.h. die Dauer der posttraumatisch entstandenen Dysregulation, gewinnt für den weiteren Krankheitsverlauf eine überragende Bedeutung. Eine hohe Letalität von Unfallverletzten ist also nicht nur Folge der Verletzungsintensität, sondern auch durch einen zu späten Behandlungsbeginn der posttraumatischen Allgemeinschädigung bedingt. Durch eine Verbesserung des Rettungswesens konnte bei uns die Rettungszeit im Schnitt auf 15 Minuten verkürzt werden und lag damit unter der von Ruffel-Smith 1970 [279] genannten Frist von einer halben Stunde, in der zwei Drittel aller Verkehrsopfer in England verstarben. Trotz einer optimalen Ausstattung mit Transportfahrzeugen (Notarztwagen und Hubschrauber) betrug das therapiefreie Intervall in Hannover 10 bis 60 Minuten und im Mittel immer noch 24 Minuten [153], so daß in der Schnelligkeit der Versorgung in Zukunft keine weitere Steigerung mehr zu erwarten ist. Auch die Einlieferungszeit unserer Verletzten ($\bar{x} = 44$ Minuten) ist mit Hannover absolut vergleichbar (46,4 Minuten) und kann damit als repräsentativ angesehen werden.

Trotz des uneinheitlichen Krankengutes, das von verschiedenen Autoren unter dem Begriff „Polytraumatisation" zusammengefaßt wurde, sind doch insgesamt gewisse Tendenzen erkennbar: Da die Verletzung des Schädels als ein wichtiges Charakteristikum der Polytraumatisation angesehen wird, ist verständlich, daß auch der Anteil der Schädel-Hirntraumen hoch (bei uns: 91%, Maximalanteil, Tabelle 7) sein kann. Bei einer Untersuchung von 249 Polytraumatisierten über dem 60. Lebensjahr [185] liegen die Verletzungen der unteren Extremitäten mit 75% an erster Stelle und beträgt der Anteil der Schädel-Hirntraumen nur 31%. Eine Zusammenstellung von Kroupa [189] gibt unter 3153 Verletzungskombinationen mit mehrfachen Extremitätenschäden 67% Kopf- und Gehirnverletzungen an. Eine retrospektive Studie bei 119 Polytraumatisierten der chirurgischen Universitätsklinik in Linköping (Schweden) zeigte in 50% eine Verletzung des Kopfes, in 40% des Brustkorbes und in 24% des Abdomens auf [12]. Bei einer Analyse von 5169 Polytraumatisierten in Gießen lag das Schädel-Hirntrauma mit über 50% ebenfalls voran, gefolgt von Thorax- (22,3%) und Bauchtrauma (11,8%) [333]. In der Ergebnisstatistik von Klapp et al. [181] wird die Beteiligung des Schädels mit 41,4% angegeben. In einer Studie von Gögler [113] an 4300 Verkehrsunfallverletzten war schließlich der Schädel mit 41% am häufigsten betroffen, es folgten die Beine mit 32%, die Arme 16,5% und der Thorax mit 12,6%. Nur 15% dieser Verletzten waren allerdings polytraumatisiert. Unser Krankengut kann also auch von der Verteilung der Verletzungen her als repräsentativ angesehen werden.

## 4.2 Blutbild

Da sowohl für das Milieu interne als auch für den Ablauf verschiedener Stoffwechselreaktionen die Zusammensetzung des Blutes von ausschlaggebender Bedeutung ist, wurde das Blutbild der Polytraumatisierten analysiert. In Anlehnung an Appel [11], die dort zitierten Autoren, und Gunzer [128] wird in den folgenden Erörterungen von einer Durchschnitts*leukozyten*zahl von 7000/mm³ ausgegangen. Bei allen drei Schweregraden ist eine Leukozytose (mehr als 9000/mm³) schon am Unfallort nachweisbar und nimmt eine Stunde später noch zu. Nur beim Schweregrad I kehren die Werte innerhalb von 24 Stunden zur Norm zurück, bei den schwerer Traumatisierten bleiben sie über den gesamten Untersuchungszeitraum erhöht.

Charton [59] konnte aber an Patienten, die sich einer Routineoperation unterziehen mußten, nachweisen, daß es 12 Stunden post operationem zu einer Vermehrung der neutrophilen Granulozyten kam. Der Abfall zur Norm vollzog sich langsamer als der Anstieg. Die Monozyten stiegen in der dritten Stunde an, um nach sechs Stunden wieder abzufallen. Gunzer [128] wies in Tierversuchen nach, daß die im Entblutungsschock vermehrt ausgeschwemmten Leukozyten hauptsächlich aus dem Knochenmark stammen. [Wir haben bei unseren polytraumatisierten Verletzten keine Differentialblutbilder angefertigt, so daß über den Reifungsgrad der Leukozyten keine Aussage gemacht werden kann.]

Für die unmittelbar nach dem Trauma vorhandene und noch zunehmende Leukozytose muß der Streß der Traumatisation mit seiner gesteigerten hormonellen Einflußnahme verantwortlich gemacht werden. Nach einer vermehrten Ausschüttung von Glukokortikoiden (Kap. 3.8) kommt es zu einer Granulozytose und zu einer Lympho- und Eosinopenie. Behr [21] sah bei gesunden Versuchspersonen, daß nach einer Adrenalininjektion die Zahl der Leukozyten um 54% zunahm. 15 Minuten nach Adrenalin resultiert eine Vermehrung der Neutrophilen, der Eosinophilen und der Lymphozyten [22]. Die verstärkte Katecholaminsekretion der Traumatisierten (Kap. 3.8) kann die Leukozytose am Unfallort also erklären.

*Hämoglobin* und *Hämatokrit* fielen den Schweregraden entsprechend in den ersten Stunden ab. Beim Schweregrad III ist sieben Stunden nach dem Unfall ein Anstieg der Werte erkennbar, die jedoch schon nach 12 Stunden erneut abfallen. Akuter Blutverlust und Hämodilutionseffekt müssen als Ursachen der Abfälle diskutiert werden. Eine Differenzierung ließ sich retrospektiv nicht mehr eindeutig durchführen. Durch eine Bestimmung des Serum-Eisens, das zum Entnahmezeitpunkt 1 normal war, konnten Eisenmangelanämien als weitere mögliche Erklärung für niedrige Hb- und Hk-Werte ausgeschlossen werden.

Nicht auszuschließen sind stimulierende Effekte des ACTH und der Glukokortikoide auf die *Erythropoese*. Im Tierexperiment führten Reizungen des Hypothalamus zu einer rasch einsetzenden Retikulozytose (Übersicht bei Komyia [186]), der Wirkungsmechanismus ist noch unbekannt. Diskutiert werden eine Beeinflussung der Erythropoetinbildung oder ein neben einer Wirkung über das autonome Nervensystem bestehender Einfluß auf die Hypophyse [22].

Bei der Zahl der Erythrozyten und den Werten von Hämoglobin und Hämatokrit ist auch der Einfluß von Bluttransfusionen zu berücksichtigen. Da aber frühestens nach einer Stunde mit der Gabe von Vollblut begonnen werden konnte, sind entsprechende Anstiege der Werte bis zu diesem Zeitpunkt dadurch bedingt nicht zu erwarten. Nach sieben Stunden sind hingegen Anstiege im Schweregrad II und III erkennbar; nur diese Gruppen erhielten zur Primärversorgung Vollblutkonserven.

Abfallende Hämoglobin- und Hämatokritwerte hinken einem akuten Blutverlust nach [45, 111, 234]. Sie treten erst in Erscheinung, wenn es zu Flüssigkeitsverschiebungen aus dem Extra- in den Intrazellulärraum kommt. Der Abfall der Werte in den ersten Stunden kann also sowohl als effektiver Verlust als auch als Verdünnungseffekt angesehen werden. Im weiteren Verlauf, speziell nach 24 Stunden, überwiegt die Dilutionskomponente, da zusätzlich zum Ersatz des akuten Volumenverlustes mit der parenteralen Ernährung begonnen wurde.

## 4.3 Elektrolyte

Nach einer intensiven Traumatisierung mit hypovolämischem Schock setzen körpereigene Regulationsvorgänge ein, deren Ziel die Aufrechterhaltung der Homöostase ist. Hypovolämie und Erniedrigung des Herzzeitvolumens bewirken eine Retention von Wasser und Natrium bei gleichzeitig gesteigerter Ausscheidung von Kalium. Letzteres wandert durch Azidose, Glykogen- und Proteinabbau sowie Gewebeuntergang aus dem intrazellulären in den extrazellulären Raum [304 a]. Diesbezüglich entscheidende Arbeiten basieren zum allergrößten Teil auf Tierversuchen. Brand [39], Carter et al. [57], Coleman und Glaviano [61] sowie Elkinton et al. [85] stellten z.B. ihre Untersuchungen am experimentell erzeugten Schockmodell an Hunden bzw. Katzen an und fanden dabei gravierende Elektrolytverschiebungen im Sinne einer extra-intrazellulären Transmineralisation. Moore und Ball [235] konnten 1969 nachweisen, daß es bereits frühzeitig nach einem Trauma zur Erhöhung des Kaliumspiegels und zum Rückgang des Serum-Natriums kommt, noch bevor sich ein Schock ausbildet. Hagberg und Haljamäe [131] konnten nachweisen, daß bei entbluteten Ratten das Gewebskalium parallel zur Abnahme des Blutvolumens um Werte bis zu 300% ansteigt, während das Gewebsnatrium sich variabel verhält. Immer finden die Autoren eine Abnahme des Serum-Natriums, die als Abstrom in den Extravasalraum gedeutet wird, von wo es mit unterschiedlicher Geschwindigkeit in die Zellen hineindiffundiert. Später kommt es durch eine ADH-Ausschüttung zu einer interstitiellen Wasserretention.

Eine Einflußnahme auf den Wasser- und Elektrolytgehalt ist sowohl über den Hypothalamus (vermehrte Ausschüttung von ACTH) als auch über das reno-adreno-kortikale System möglich. Durch das Gewebstrauma und die damit verbundene Hypovolämie kommt es zu einer Steigerung der ADH-Sekretion und zu einer Aktivierung des Renin-Angiotensin-Systems. Dies hat eine Erhöhung der Aldosteroninkretion zur Folge [210, 288]. Der postoperative Hyperaldosteronismus, der seit den Untersuchungen von Llaurado und Woodruff [210] bekannt ist, wird auch als sekundärer Hyperaldosteronismus bezeichnet. Aldosteron entfaltet seine hauptsächliche Wirkung am distalen Tubulus, wo es die Natriumreabsorption deutlich erhöht. Die Natrium-Ionen werden im Austausch gegen Kalium, Wasserstoff- und z.T. auch Magnesium-Ionen rückresorbiert. Die Wirkung des ADH erstreckt sich vor allem auf die Wasserpermeabilität der distalen Tubuli und der Sammelrohre. Bei erhöhter Aktivität des Hormons wird deren Permeabilität gesteigert, so daß mehr Wasser in das hypertone Nierenmarkgewebe zurückdiffundieren kann und die Diurese abnimmt.

### 4.3.1 Natrium

In tierexperimentellen Untersuchungen zeigte Brand [39] im Herz- und Skelettmuskel im späten hämorrhagischen Schock einen *Anstieg des Natriums* ohne Veränderung des Chloranteils. Diese Ergebnisse wurden von Coleman und Glaviano [61] bei Untersuchungen an Hunden bestätigt. Finsterer et al. [96] fanden einen *Abfall des Serum-Natriums* bei abdominellen

Operationen. Sie erklärten dies mit dem Verlust des Natriums in den Extravasalraum und einer Sequestration in ein anderes Kompartiment.

Mit der Verbesserung der Untersuchungsmethoden wurden Ende der 60er Jahre erstmals intrazelluläre Verhältnisse selbst untersucht. Haljamäe [135] differenzierte zelluläre Elektrolytreaktionen beim hämorrhagischen Schock mit Hilfe einer Mikrodissektion und Mikroanalysentechnik. Bei Hunden konnte er einen Kaliumverlust in das Interstitium und einen Wasser- und Natriumeintritt in die Zelle feststellen. Flear und Singh [99] sehen die Hyponatriämie, die unter Umständen beim hämorrhagischen Schock während und nach großen chirurgischen Eingriffen, bei Quetschungen und Verbrennungen, Atem- und Niereninsuffizienz sowie Leberversagen auftritt, als Folge einer Erhöhung der Permeabilität der Zellmembran an. Tziros [334] fand bei 100 Patienten mit Blutungen und operativen Maßnahmen verschiedenen Schweregrades gleichfalls einen Abfall der Natriumkonzentration im Serum. Anorganische Zellmetabolite verlassen die Zelle, Natrium tritt in die Zelle ein. Randell und Papper [266] zeigten, daß eine postoperative Minderung der Natriumausscheidung Ausdruck eines gesteigerten Bedarfes sei, dessen Ursache in der Natriumverschiebung in den Intrazellulärraum und in den dritten Raum gesehen werden müßte.

Im Unterschied zu den bisherigen Untersuchungen wurden bei unseren polytraumatisierten Verletzten die Serumelektrolyte direkt nach einem Trauma bestimmt, wobei die erste Blutentnahme am Unfallort selbst wenige bis höchstens 20 Minuten nach dem Unfall stattfand. Es fanden sich hierbei weder eine Hyper- noch eine Hyponatriämie, sondern konstante Natriumwerte bei allen Schweregraden. Die sofort am Unfallort eingeleitete Schocktherapie bestand aus einer Infusion eines Volumenersatzmittels (Haemaccel, 74,5 mval/l Natrium) und der Gabe von Halbelektrolytlösungen (77 mval/l Natrium). Obwohl die Mechanismen der renalen Natriumbilanzierung noch weitgehend unklar sind [96], dürfte damit gesichert sein, daß eine frühzeitige Volumensubstitution mit elektrolythaltigen und speziell natriumhaltigen Lösungen unter Aufrechterhaltung einer adäquaten Nierenperfusion die Homöostase erhalten kann. Biochemische Studien von Flear und Clarke [98] haben gezeigt, daß ein Ausgleich des Flüssigkeitsverlustes eine deutliche Besserung der Befunde erbringt und sich bei einem solchen Vorgehen insbesondere auch kaum Anhaltspunkte für eine Wasser- und Natriumretention ergeben (siehe auch [45]).

### 4.3.2 Kalium

Schildberg und Zumtobel [304 a] fanden intra- und postoperativ im Serum trotz eines vermehrten Anfalles nach Zellzerstörung, durch Abbau von Eiweiß und Glykogen und durch eine Azidose eine normale Kaliumkonzentration. Eine verstärkte Ausscheidung des Kaliums über die Niere wird durch einen Zustrom aus dem Intrazellulärraum ausgeglichen, was jedoch später zu einer relativen Kaliumverarmung führt. Rosenthal und Millian [274] fanden nach einem Trauma einen *Anstieg des Kaliums* als Folge der Muskelverletzung. Gleiche Ergebnisse fanden auch Kerr [178] und Thaler [324] nach großen Blutverlusten. Entsprechende Versuche beim hämorrhagischen Schock wurden an Kaninchen [224] und an Hunden [131] durchgeführt. Baetjer [18] stellte fest, daß eine Verminderung des Herzzeitvolumens von 80% nötig ist, um einen deutlichen Anstieg des Kaliums hervorzurufen. Da die Skelettmuskulatur eine Hypoxie länger überstehen kann, ist sie in der Lage, einen suffizienten Energiestoffwechsel mit Aufrechterhaltung der hohen intrazellulären Kaliumkonzentration und eine Verhinderung eines Natriumeinstromes zunächst aufrechtzuerhalten.

Untersuchungen des Serum-Kalium von Moore [233] weisen gleichfalls einen Anstieg des Kaliums, der Schwere des Traumas entsprechend, nach. Es wird jedoch die Hyperkaliämie als Folge einer gesteigerten Freisetzung des Muskelkaliums nach der Traumatisierung angezweifelt. Da eine renale Insuffizienz als weiterer ursächlich möglicher Faktor, wie auch bei unseren untersuchten Polytraumatisierten, nicht nachgewiesen werden konnte, wurden bereits von diesem Autor durch Trauma oder Streß ausgelöste hormonelle Einflüsse in Erwägung gezogen, ohne jedoch in extenso darauf einzugehen.

Zu diskutieren wären fernerhin Veränderungen des Serum-Kaliumwertes als Folge einer Hämolyse bei Patienten mit einer Massivtransfusion, wobei angenommen wird, daß beträchtliche Kaliummengen von alten Vollblutkonserven zugeführt werden. Untersuchungen von Stöckel [298] an einem operativen Patientengut mit Massivtransfusion konnten jedoch eine hämolytisch induzierte Hyperkaliämie widerlegen.

Finsterer et al. [96] fanden bei Patienten unmittelbar vor Narkosebeginn einen *Kaliummangel,* der durch lange Nahrungskarenz und durch Maßnahmen zur Reinigung des Magen-Darm-Kanals erklärt wird und bis 45 Minuten nach Narkosebeginn anhielt. Bei unseren Polytraumatisierten fand sich eine Stunde nach dem Trauma, etwa übereinstimmend ein mit dem Schweregrad der Verletzung zunehmender, signifikanter Kaliumabfall, der sich ohne Substitution drei Stunden später wieder normalisierte. Die Annahme scheint berechtigt, diesen kurzfristigen Kaliumabfall mit einer gesteigerten Aldosteronaktivität zu erklären. Bekannt ist, daß intraoperativ die Aldosteronsekretion (Nebennierenvenenblut) auf etwa das dreifache der Norm erhöht ist [167] und daß in den ersten Stunden nach einem operativen Streß auch die renale Ausscheidung von Aldosteron ansteigt [210]. Dieser Hyperaldosteronismus läßt sich durch ACTH-Zufuhr nicht weiter steigern, woraus geschlossen werden kann, daß die aldosteronstimulierende erhöhte Aktivität des ACTH (Streßeffekt!) in diesem Zustand bereits ihr Maximum erreicht hat [191]. Eine postoperative Hyperaldosteronämie bleibt beim Menschen [210] und bei der Ratte [292] aus, wenn die Hypophyse entfernt worden ist. Innerhalb von 60 Minuten entfaltet das Mineralokortikoid seine tubuläre Wirkung, die so lange anhält, bis genügend Flüssigkeit und Salz retiniert sind und der Kreislauf wieder aufgefüllt ist. Danach geht die Aldosteronaktivität wieder zur Norm zurück.

Die Bestimmung der Elektrolyte im 24-Stunden-Harn unserer Patienten bestätigte im Einzelfall mit einer deutlichen Umkehr des Natrium-Kalium-Quotienten den eben beschriebenen Hyperaldosteronismus. Bei einigen Verletzten war die Änderung des Elektrolythaushaltes allerdings von so kurzer Dauer, daß sich die Urinelektrolyte nicht änderten. Der rasche Wiederanstieg des Kaliums auch ohne Substitution spricht für die regulierende Wirkung der frühzeitig einsetzenden Flüssigkeitstherapie.

Wie der Vergleich mit Hb und Hk nachweist (Abb. 7), kann der Abfall des Kaliums nicht mit einem Verdünnungseffekt erklärt werden. Auch Finsterer et al. [96] halten Verdünnungsmomente bei ihren Patienten für sehr unwahrscheinlich.


### 4.3.3 Kalzium

Im Gegensatz zum Kalium zeigen die Serum-Kalziumwerte (Abb. 7) einen ähnlichen Verlauf wie das Hämoglobin und der Hämatokrit, so daß hier ein Verdünnungseffekt angenommen werden kann. Bei der Prüfung der Korrelationen ließ sich dies beweisen (Tabelle 13).

## 4.4 Nierenwerte

Da es schockbedingt auch zu Schädigungen der Niere mit einer Läsion der Harnkanälchen einschließlich ihrer Basalmembran kommen kann, wären Änderungen im Wasser- und Elektrolythaushalt durch einen Rückgang der resorptiven Leistung möglich. Mit der Bestimmung des *Kreatinins* haben wir versucht, wenigstens *einen* einschlägigen Nierenfunktionsparameter zu erfassen. Auf dessen eingeschränkte Aussagekraft darf nochmals (vgl. auch Kap. 3.4.4) hingewiesen werden. Außerdem sind in unser Untersuchungskollektiv nicht nur Verletzte verschiedenen Alters, also auch Ältere mit möglicherweise bereits eingeschränkter Nierenfunktion und erhöhten Kreatininwerten, sondern auch jüngere Verletzte mit möglichen präexistenten Nierenschäden eingegangen. Der Mittelwertverlauf des Kreatinins zeigt jedoch, daß zumindest bei den Schweregraden I und II im Untersuchungszeitraum keine Tendenzen, die auf eine durch das Trauma bedingte Nierenfunktionsstörung hinweisen, vorhanden sind (vgl. Kap. 3.4.4). Blutchemische Veränderungen bei einer frisch auftretenden Niereninsuffizienz sind erst nach 9 bis 11 Tagen zu erwarten [65], lediglich in den ersten 4 bis 6 Tagen ist dabei mit einem Harnstoffanstieg von 50 bis 60 mg% zu rechnen.

Eine möglichst bald nach dem Trauma eingeleitete adäquate Schockbehandlung kann also u.E. Störungen des Wasser- und Elektrolythaushaltes verhindern oder sie rasch reversibel gestalten. Auch Carey et al. [55] nehmen an, daß die bei ihren Verletzten fehlenden Elektrolytverschiebungen in der frühen Schockphase auf die frühzeitige Infusionstherapie zurückzuführen ist. Eine spezielle Substitutionstherapie wird nicht notwendig sein, bewährt hat sich uns die Infusion von Halbelektrolytlösungen. Zu vermeiden ist allerdings die Gabe von elektrolytfreiem Wasser.

## 4.5 Säure-Basen-Haushalt

Zimmermann [358] beobachtete beim traumatischen Schock, daß es ohne eindeutiges Herz- und Kreislaufversagen häufig zu einem Nierenversagen kam, dessen Ursache eine nicht kompensierte, *metabolische Azidose* war. Buchborn [41] sieht als Grund für eine derartige Störung des Säure-Basen-Haushaltes eine anaerobe Glykolyse mit Vermehrung der Milchsäure (Laktat) des Blutes an. Es konnte an Ratten, Schweinen und Affen gezeigt werden, daß im hämorrhagischen Schock der Laktatspiegel als Zeichen einer mangelnden Gewebsperfusion ansteigt und gut mit der Überlebenszeit korreliert [63, 345]. Auch Messungen des lokalen Sauerstoffpartialdruckes im Gewebe [290] zeigten, daß die schockbedingte verminderte $O_2$-Perfusion dieser Gewebe als Ursache für die metabolische Azidose verantwortlich zu machen ist. Untersuchungen von Schumer und Erve [317] ergaben, daß die Laktatproduktion als Folge der Kreislaufzentralisation in „nicht vitalen" Geweben wie Muskel und Gastrointestinaltrakt am größten ist. Grünert et al. [126] deuten eine am 2. posttraumatischen Tage deutliche Zunahme der Laktatkonzentration im Plasma bei Polytraumatisierten bei positiven Basenabweichungen nicht als eine retardierte Laktatazidose sondern als eine reaktive Hyperlaktatämie, für die sie allerdings keine Erklärung haben. Beim Menschen konnte in den ersten Stunden nach Unfällen bzw. Kriegsverwundungen ein deutlicher Abfall des pH, des Standard-Bikarbonats und des Basenüberschusses nachgewiesen werden [55, 273]. Auch Pfeiffer et al. [259] bezeichnen für einen akuten Schock die kapilläre Hypoperfusion mit nachfolgender Gewebsazidose kennzeichnend. Freiwerdende Hydrolasen sind sowohl Ausgangspunkt für die Bildung von Mikrothromben als auch unmittelbare Ursache für die Schädigung von

Zellmembranen in Gewebsbezirken, welche noch nicht unmittelbar durch die Azidose geschädigt sind. Hierdurch wird die Freisetzung von weiteren zellständigen Hydrolasen sowie konsekutiv die Azidose verstärkt („Perpetuierung des Schocks").

Das Ausmaß der metabolischen Azidose ist abhängig von der Dauer und Schwere der Perfusionsstörung des Gewebes [337], was die eigenen Untersuchungen deutlich bestätigen: je schwerer die Verletzung, desto niedriger lag der pH-Wert in der ersten Stunde nach dem Unfall. Beim Schweregrad III war eine bereits sehr ausgeprägte Azidose (pH = 7,27) erreicht, der zugehörige Basenüberschuß lag bei $-9,7$ mval/l.

Neuhoff und Lasch [245] betonen, daß es keinen Schock ohne Azidose gibt. Säure-Basen-Studien von Wilson [348] erbrachten bei Schockpatienten eine deutliche Korrelation zwischen erniedrigtem pH oder Standard-Bikarbonat und der Entwicklung von Schockkomplikationen einerseits und dem Tod der Patienten andererseits. Bei einem Abfall des Standard-Bikarbonats auf Werte unter 15 mval/l betrug die Überlebensrate 9%, bei 20–26 mval/l 33% und bei 27 mval/l und mehr 17%.

Eine frühzeitige Schockbekämpfung kann die körpereigenen Kompensationsmechanismen weitgehend unterstützen. Die Wiederherstellung einer ausreichenden Kreislauffunktion mit entsprechender peripherer $O_2$-Versorgung stellt die beste Prophylaxe von Störungen des Säure-Basen-Haushaltes dar [290]. Landauer und Kolb [194] stehen einer voreiligen Pufferung deshalb kritisch gegenüber. Bei unseren Patienten des Schweregrades III, bei denen die Azidose auch noch nach drei Stunden deutlich nachweisbar war, wurden bei der Schockbehandlung allerdings auch Puffersubstanzen verabreicht. Wilson [348] empfiehlt im Schock eine Pufferung bei einem BE von weniger als $-5$ mval. Eine Blindpufferung ist jedoch, wie auch aus den Verläufen der Blutgasanalysen bei unserem Schweregrad I und II ersichtlich, sicherlich unnötig.

Ein weiterer Gesichtspunkt für die Entstehung einer metabolischen Azidose ist die Tatsache, daß die untersuchten Verletzten eine größere Anzahl teils älterer Blutkonserven verabreicht bekamen. Es ist allerdings bekannt (Übersicht bei 298), daß der pH-Gehalt älterer Blutkonserven bis auf 6,6 abfallen kann. Eine metabolische Azidose fanden Litwin et al. [209], Moore [233], sowie Smith und Veragut [294] nach einer Massivtransfusion jedoch nur in der initialen Phase; in 24 Stunden folgt eine metabolische Alkalose [349]. Auch Busse et al. [47] sahen bei 261 Patienten mit einer Massivtransfusion in der Regel eine metabolische Alkalose. Dies stimmt mit unseren Untersuchungsergebnissen überein: Durch die frühzeitige Bestimmung der Blutgase, schon eine Stunde nach dem Unfall, war es möglich, die mit zunehmendem Schweregrad verstärkte Azidose zu verifizieren. Zu diesem Zeitpunkt hatten jedoch die Verletzten noch keine Blutkonserve erhalten. Die später zunehmende metabolische Alkalose ging dagegen mit der Gabe von Blutkonserven konform, ohne jedoch je in stärker pathologische Bereiche zu gelangen.

Auswirkungen einer metabolischen Azidose sind besonders im Bereich des Wasser- und Elektrolythaushaltes bekannt. Eine Azidose führt zu einer Hyperkaliämie. Mit einem Abfall des pH in der extrazellulären Flüssigkeit um je 0,1 steigt die Serum-Kaliumkonzentration um 0,1–1,2 mval/l an [191]. Derartige Befunde konnten jedoch bei unseren Polytraumatisierten nicht erhoben werden, was sich zwanglos aus der therapeutischen Beherrschung der Situation durch frühzeitige Volumenzufuhr erklärt [332].

Bekannt sind auch Verbindungen des Säure-Basen-Haushaltes mit Veränderungen des Fettstoffwechsels: Eine gesteigerte Lipolyse mit vermehrt anfallenden Ketonkörpern kann durch Freisetzung von $H^+$-Ionen aus der Dissoziation der freien Fettsäuren zu einer Verstärkung der Azidose beitragen. Nahas und Poyart [243] konnten allerdings nachweisen, daß die lipolytische Wirkung der Katecholamine bei erniedrigtem Plasma-pH deutlich herabgesetzt ist, der fettmobilisierende Effekt in der Azidose als nicht voll zur Wirkung kommt.

Blutanalytisch-respiratorische Veränderungen (arterielle Hypoxie, Hyperventilation mit $pCO_2$ < 30 torr [157]) bei unseren Schädel-Hirnverletzten konnten wir schließlich aufgrund einer frühzeitig eingeleiteten Respiratortherapie nicht feststellen. Carey et al. [55] sahen Hyperventilationszeichen mit Erniedrigung des $pCO_2$ auch bei Verletzten, die ein Thoraxtrauma erlitten hatten.

## 4.6 Kohlenhydratstoffwechsel

Die Kohlenhydrate sind in der Ernährung wichtige Kalorienträger, wobei der Glukose die größte Bedeutung zukommt. Die meisten Gewebe können Glukose nicht ohne weiteres metabolisieren. Lediglich das Zentralnervensystem und die Erythrozyten verwerten Glukose insulinunabhängig [100]. Zu den Schlüsselenzymen der Glykolyse in der Leber gehört die Glukokinase, die hormonell gesteuert wird [101]. Die hepatische Glukosephosphorylierung und damit die Glukoseverwertung ist eine Funktion der Blut-Glukosekonzentration und an das Vorhandensein von Insulin geknüpft. Der Blutzuckergehalt im Serum spiegelt das Gleichgewicht zwischen peripherer Utilisation und hepatischer Glykogenolyse und Glukoneogenese sowie zwischen Insulin, Glukagon und Katecholaminen wieder [180].

Der imponierendste Befund der posttraumatischen Phase ist die *Hyperglykämie,* die seit den Untersuchungen von Bernard [28] im Jahre 1877 bekannt ist. Dieser Befund wurde anfangs lediglich als Begleiterscheinung des Schocks aufgefaßt, der keine wesentliche pathogenetische Bedeutung zukäme.

Cannon [52] sah die Hyperglykämie als Teil einer autonomen Antwort auf jegliche „widrige" Situation an. Thomsen [327] bezeichnete 1938 die posttraumatische Hyperglykämie als „traumatischen Diabetes". Die Hyperglykämie unserer Polytraumatisierten steht in Korrelation zur Schwere des Traumas. Der Blutzucker stieg anfangs umso schneller, je schwerer die Verletzungen waren, um danach kontinuierlich bis zum 5. posttraumatischen Tag abzufallen. Beim Schweregrad I waren normale Werte bereits nach 24 Stunden erreicht. Beim Schweregrad II und III lagen die Werte auch nach 5 Tagen noch über der Norm. Neuere Untersuchungen konstatieren ebenfalls eine posttraumatische Hyperglykämie, die von der Schwere des Schockzustandes, bzw. der Verletzung abhängig ist [54, 63, 64, 124, 165, 166, 176, 208, 242, 321, 350]. Hyperglykämien sind auch nach Myokardinfarkt [8, 73, 346] und bei der Narkose [7, 78, 169] beschrieben. Holzrichter [163] fand bei Kaninchen, denen in 30 Minuten bis zu 46% ihres Blutvolumens entzogen wurde, daß der Blutzuckerspiegel schon *während* der Entblutungsphase in Abhängigkeit vom Schweregrad des Schocks ansteigt.

Selye und Dosne [287] konnten 1941 tierexperimentell zeigen, daß eine Hyperglykämie beim Schock dann nicht auftrat, wenn die Tiere vorher adrenalektomiert worden waren. Daraus war zu schließen, daß die Nebenniere (erhöhte Katecholaminausschüttung) für die Erhöhung des Blutzuckers im Schock verantwortlich ist [46, 143]. In Übereinstimmung mit vielen Autoren [32, 54, 63, 64, 125, 165, 176, 233, 300] konnten auch wir bei unseren Verletzten einen erhöhten Katecholaminspiegel feststellen (Kap. 3.9). Untersuchungen von Carey et al. [54] zeigten, daß zusätzliche humorale Faktoren oder periphere metabolische Änderungen den Effekt des Adrenalins ergänzen [176].

Wenn man die im Schock gemessenen Adrenalinmengen Tieren infundiert, die kein Blut verloren haben, ist der Anstieg des Blutzuckers merklich geringer [54]. Der Blutzuckerspiegel hat einen direkten Einfluß auf die Insulinproduktion, wobei die Steuerung über einen subtilen Rückkopplungsmechanismus erfolgt [20, 54]. Die im Schock freigesetzten Katecholamine beeinflussen jedoch diesen Zustand im Sinne einer Glukoseverwertungsstörung, die tatsächlich auch in den ersten Tagen nach Unfällen nachweisbar ist [310, 311].

Bei dieser posttraumatischen Minderung der Glukosetoleranz [165, 275] ist als Folge einer erhöhten Ausschüttung von Adrenalin und Noradrenalin die Glukoseaufnahme und -abgabe in der Leber gestört. Schon diese hepatische Glukoseverwertungsstörung führt zur Hyperglykämie und zur Glukosurie [17, 312]. In der Leber ebenso wie im Muskel [300] kommt es, allerdings speziesabhängig, adrenalinbedingt zur gesteigerten Glukogenolyse. Beim Menschen ist der hepatale Mechanismus noch unklar, Carey et al. [54] stellten jedoch eine Beziehung zwischen dem Anstieg des Blutzuckerspiegels und den Leberglykogenspiegeln fest. Nach Förster [102] muß die Grundlage der Glukoseverwertungsstörung eine hepatische Fehlregulation sein. Während unter normalen Bedingungen die Zufuhr von Glukose zu einer verminderten Glukosefreisetzung in der Leber führt [297], scheint unter Streßbedingungen (Polytraumatisation) dieser Regulationsmechanismus gestört zu sein. Hartig [144] stellte fest, daß die katabolen Hormone Glukokortikoide und Glukagon eine Herabsetzung der Insulinempfindlichkeit mit Beeinträchtigung der peripheren Glukoseverwertung bewirken. Auch Eckart [81] gibt der Meinung Ausdruck, daß das Unvermögen von und nicht der Mangel an Insulin (Freisetzung des Hormons posttraumatisch nach Glukoseinfusion gesteigert!), die hepatische Glukoseproduktion zu unterbrechen und die Leber zu einem glukoseaufnehmenden Organ zu machen, eine große Rolle spiele. Er bestätigt überdies eine posttraumatisch gesteigerte Freisetzung von Glukokortikoiden und Katecholaminen, die für die Veränderungen im Kohlenhydratstoffwechsel verantwortlich zu machen sind. Sowohl Katecholamine als auch Glukagon sind auch bei unserem Krankengut erhöht.

Untersuchungen schließlich von Long et al. [213] zur Frage der Kohlenhydratstoffwechselstörung bei schwerkranken Patienten (Verbrennungen, Sepsis, multiple Frakturen) deckten im Vergleich zu einer Gruppe Normalpatienten eine signifikante Steigerung des Glukoseumsatzes und der Glukoseoxydation auf. Damit wird der Annahme widersprochen, daß die Hyperglykämie Folge einer verminderten Glukoseverbrennung sei.

Kinney et al. [180] faßten die Wirkung des Adrenalins als Ursache für die Hyperglykämie im Schock wie folgt zusammen: Vermehrte Ausschüttung hepatischer Glukose, vermindertes Glukoseangebot an die Zellen aufgrund der Vasokonstriktion, Behinderung der Aufnahme der Glukose in die Zelle und Suppression der Insulinproduktion im Pankreas.

Zur Frage des zeitlichen Auftretens einer Hyperglykämie äußerten sich Coran et al. [64], die bei Tierversuchen eine kontinuierliche Bestimmung des Blutzuckerspiegels durchführten: Sie berichteten von einem signifikanten Anstieg des Blutzuckers bei einem gleichzeitigen Abfallen des Insulins bereits 30 Minuten nach Schockbeginn. Carey et al. [54] beobachteten gleichfalls 30 Minuten nach einem Schock bei verwundeten Soldaten eine Hyperglykämie. Allerdings war eine frühere Untersuchung nicht möglich, da die Verwundeten erst in ein Lazarett gebracht werden mußten. Es ist demnach nicht ausgeschlossen, daß, wie bei unseren Patienten bereits am Unfallort, eine Hyperglykämie sofort nach dem Trauma entstand. Die Tatsache, daß bei den Soldaten, die von Carey et al. [54] untersucht wurden, die Blutzuckerwerte bereits 24 Stunden später wieder im Normbereich waren, läßt den Verdacht aufkommen, daß die Verletzungen nicht so schwerwiegend wie bei unserem Krankengut waren.

In der Literatur ist jedoch nicht nur eine Hyper- sondern auch eine *Hypoglykämie* als
Schockfolge beschrieben [73]. Diese Beobachtungen beziehen sich jedoch überwiegend auf
Fälle von protrahiertem und therapieresistentem, kardiogenen oder septischen Schock.
Ein Vergleich mit Polytraumatisierten ist deshalb nur bedingt möglich. Als Grund für den
Abfall des Blutzuckers wird ein Verbrauch der Glykogenreserven gesehen; die Leber hat
dabei eine zentrale Bedeutung [265]. Bestätigt wird diese Annahme durch eine nachgewiesene Glykogenverminderung im Lebergewebe (Blindpunktion!) bei Kindern mit „hypopla-
stic left heart failure", kardiogenem Schock und Hypoglykämie [24]. Der Hypoglykämie bei
einem experimentellen Blutungsschock [78, 156] ging immer eine Hyperglykämie voraus,
so daß bei einem Übertragen dieser Befunde auf den Menschen von einem präfinalen Sta-
dium gesprochen werden müßte, das bei unseren Untersuchungen nicht im Vordergrund
stand.

*Insulin* nimmt verständlicherweise in der hormonellen Regulation des Kohlenhydratstoffwechsels eine zentrale Stellung ein. Der Effekt verschiedener Typen von Traumen auf
den Insulinspiegel wurde sowohl im Tierversuch als auch beim Menschen oft und mit verschiedenen Ergebnissen geprüft [7, 8, 19, 55, 58, 67, 78, 109, 110, 143, 238, 338, 351].
Speziesabhängige Reaktionen und differente Schockmodelle erklären die Schwierigkeiten
bei der Beurteilung solcher Untersuchungen [54]. Die Deutung der Befunde wird noch er-
schwert durch die Tatsache, daß die Bestimmung der Insulinkonzentration im Serum speziell
bei schwerverletzten und schockierten Patienten keine verbindliche Aussage über die Größe
der Insulinsekretionsrate zuläßt [35, 155]. Hiebert et al. [155] konnten nachweisen, daß in
allen Fällen, in denen mit einer Änderung des Pfortaderflows zu rechnen ist (traumatisch-
hämorrhagischer Schock), aus der im peripheren Blut bestimmten Insulinaktivität nur mit
Zurückhaltung auf die Leistung des Inselorgans selbst geschlossen werden kann.

Eine Hyperglykämie läßt sich nun insulinbedingt entweder durch eine *Suppression der
Insulinsekretion* (verzögerte Insulinantwort) oder, wie schon kurz angedeutet, durch eine Insulinresistenz (Insulinunempfindlichkeit) erklären. Haider et al. [132] ordnen die Insulinsuppression der ersten Schockphase (12 bis 24 Stunden) und die Insulinresistenz dem weiteren Verlauf (folgende Tage) des schweren Schocks zu. Eine *Insulinsuppression* wurde 1930
erstmals von Colwell und Bright [62] vermutet und im Tierversuch 1966 von Hertelendy und
Macklin [154] bestätigt. Der hemmende Effekt von Adrenalin auf die Insulinfreisetzung
beim Erwachsenen wurde 1967 von Porte et al. [263] nachgewiesen. Als Wirkungsmechanismus wurde eine direkte Hemmung der Beta-Zellen des Pankreas angenommen und am isolierten Pankreasgewebe nachgewiesen [262]. Im Streß wird also die Insulinsekretion ge-
hemmt, nach Überwindung der Streßphase kommt es zu einer überschießenden Freisetzung
von Insulin nach Glukose [302]. Andererseits wird auch eine Minderperfusion des Pankreas
für den herabgesetzten Insulin-output verantwortlich gemacht [164, 321, 322]. Eine verzögerte Insulinantwort wurde schließlich auch beim Myokardinfarkt und beim kardiogenen
Schock [80], (Übersicht bei [132]), bei Verbrennungspatienten [7] und während eines hypovolämischen Schocks [54, 58, 310, 311] beobachtet. Schultis und Beisbarth [314] halten für
die Postaggressionsphase fest, daß Insulin bei erhöhter Glukosekonzentration vermehrt sezer-
niert werde, die periphere Insulinwirkung aber vermindert sei und Insulinantagonisten verstärkt ausgeschüttet werden. Ein erhöhter Blutzuckerspiegel induziert also auch im Streß
eine Insulinausschüttung [93], was im Hinblick auf die Therapie (Insulin oder nicht) von Bedeutung ist. Differenten Untersuchungsergebnissen entsprechend, gehen hier die Meinungen
noch auseinander.

Zum zeitlichen Ablauf einer Insulinsuppression äußern sich lediglich Moss et al. [240], die bei Affen 30 Minuten nach einem hämorrhagischen Schock eine Hyperglykämie und einen Abfall der Insulinwerte unter die Norm sahen. Während der folgenden 90 Minuten stiegen die Insulinwerte nicht wieder an. Bei unseren Polytraumatisierten fanden wir die niedrigsten Werte bereits am Notfallort, sie stiegen im Schweregrad II und III in den folgenden Stunden wieder an, überschritten jedoch nicht die obere Normgrenze, so daß insgesamt von einer Normoinsulinämie gesprochen werden kann. Die von Göschke et al. [115] diskutierte Erschöpfung der Beta-Zellen des Pankreas nach einer primär erhöhten Insulinausschüttung trifft jedoch für unsere Untersuchungen nicht zu.

Im Gegensatz zu einer Insulinsuppression wird aber auch von einem *Anstieg der Insulinwerte* gesprochen [19, 225, 313]. Auffällig dabei ist, daß diese Befunde übereinstimmend an Hunden erhoben wurden. Einzig Geser und Schultis [109] haben eine erhöhte Insulinsekretion im Streß beim Menschen gefunden und glauben deshalb, daß die Ursache für eine Glukoseutilisation nicht in der Hemmung der Insulinsekretion zu suchen sei, wie vielleicht aufgrund der erhöhten Adrenalininkretion angenommen werden könnte. Es wurde jedoch für die erste Untersuchungsphase eine Zeitspanne von 1 bis 4 Tagen zusammengefaßt, so daß die Phase der Insulinsuppression offenbar übergangen worden ist [132]. Daß eine Steigerung der Insulinsekretion über die Norm als Folge hoher Glukosekonzentrationen im Prinzip theoretisch möglich ist, ließen Untersuchungen der Biosynthese des Insulins erkennen: Unter entsprechenden Bedingungen wiesen isolierte Langerhans'sche Inseln von Ratten in vitro eine Steigerung der Insulinsynthese bis auf das Vierfache der Norm auf [239, 257].

Eine posttraumatische *Insulinresistenz* als Ursache der Hyperglykämie wird erst „einige Tage" nach einem traumatischen Schock [13] und auch ein bis zwei Wochen nach Verbrennung [7] beschrieben. Trotzdem glaubten Stoner und Heath [300] mit Hilfe von Glukosetoleranztests festzustellen, daß eine Insulinresistenz schon früher vorliege. Auch große Dosen Insulin zeigten nämlich beim Traumatisierten keinen Effekt auf die Blutzuckerwerte. Der zugrundeliegende Mechanismus war den Autoren nicht klar, wurde jedoch mit einer erhöhten Konzentration von HGH oder Glukokortikoiden in Verbindung gebracht. Eine Insulinresistenz kann also als Erklärung für akute posttraumatische Veränderungen des Kohlenhydratstoffwechsels nicht herangezogen werden.

Bloom [38] machte eine gesteigerte Produktion und Aktivität des *Glukagons* für die Glukoseverwertungsstörung und für eine erhöhte Insulinsekretion verantwortlich. Er wies im Tierexperiment einen Anstieg des Glukagons im Plasma nach einem plötzlichen Streß oder einer Stimulation des Nervus splanchnicus nach. Diese Ergebnisse sind jedoch nicht ohne weiteres auf den Menschen übertragbar. Glukagon bewirkt sowohl eine Glykogenolyse in der Leber als auch eine Glukoneogenese aus Eiweiß [107]. Bekannt ist eine Hyperglukagonämie beim Menschen, begleitet von einer relativen Hypoinsulinämie, bei schwerem Trauma [207], bei ausgedehnten Verbrennungen [351], schweren Infektionen [272] und beim Myokardinfarkt mit kardiogenem Schock [346]. Halmagyi et al. [133, 134] fanden im Tierversuch 2 bis 3 Stunden nach Hämorrhagie einen Anstieg des Glukagons, der mit einem Abfall des Blutzuckers nach anfänglicher Hyperglykämie parallel ging. Eine Korrelation zu den Plasma-Adrenalinspiegeln bestand nicht. Rusell et al. [281] vertreten die Meinung, daß Glukagon kausal an der Entwicklung einer operativen Hyperglykämie beteiligt sei. Giddings et al. [108] lehnen dagegen einen Zusammenhang zwischen einer dem posttraumatischen Zustand identischen postoperativen Kohlenhydratverwertungsstörung und einer gesteigerten Hormoninkretion ab. Sie begründen diese Feststellung damit, daß sich bei ihren Patienten eine Zunahme der Blutglukosekonzentration immer vor der Hyperglukagonämie nachweisen habe lassen und postoperativ die Hyperglukagonämie immer länger als die Hyperglykämie vorhanden gewesen sei. Sie bezweifeln also ähnlich wie andere Autoren auch eine Rolle des Glukagons als Hauptregulator eines Glukoseanstiegs.

Lindsey et al. [208] fanden bei großen Operationen, die nicht mit einer Hypotonie einhergingen, nur einen geringen Anstieg des Glukagons. Es wurde auch das Verhalten von Insulin und Glukagon beim akuten Trauma untersucht. Die ersten Entnahmen erfolgten allerdings erst drei Stunden nach der Traumatisierung, alle Patienten befanden sich im Schock. Der Plasmaglukagonspiegel stieg nach dem Trauma, unabhängig davon, ob eine Hyperglykämie bestand oder nicht, an. Die Insulinkonzentrationen blieben trotz Hyperglykämie und Hyperglukagonämie im Rahmen der durchschnittlichen Nüchternwerte. Hyperglukagonämie ohne Begleitinsulinämie soll die Glukoneogenese aus Aminosäuren auf Kosten der Proteinsynthese fördern. Diese Annahme wird durch den Abfall der Protein- und Albuminwerte im Serum der Polytraumatisierten gestützt. Bei Patienten im Trauma ohne Schock war dagegen ebenso wie bei Routineoperationen keine Hyperglukagonämie festzustellen.

Meguid et al. [228] bestätigten schließlich an einem kleinen Verletzungsgut in etwa unsere eigenen Ergebnisse: Während einer 18stündigen posttraumatischen Beobachtungsphase kam es zu einem signifikanten Anstieg des Glukagons um 56%, nach 48 Stunden erhöhte sich der Wert noch weiter. Bei unseren Polytraumatisierten lag bereits am Unfallort das Glukagon fast 2fach über der Norm, stieg 24 Stunden nach dem Trauma noch um weitere 67% über den Ausgangswert an und lag auch nach 36 Stunden noch 60% über diesem.

Die anfängliche Hyperglukagonämie bei Polytraumatisierten entspricht dem Wesen der Postaggressionsphase mit beta-adrenerger Stimulation der Alpha-Zellen des Pankreas. Das dort freigesetzte Glukagon bewirkt eine Aktivierung der Adenyl-Zyklase in der Leberzellmembran, wodurch die cAMP-Konzentration erhöht und damit die ubiquitäre Proteinkinase aktiviert wird. Als Folge davon kommt es zur Aktivierung auch der Glykogenphosphorylase und zur Inaktivierung der Glykogensynthetase in der Leber mit letztlich gesteigerter Glykogenmobilisierung. Eine Hyperglykämie nach Erhöhung der Glukagonspiegel ist daher von dem Vorhandensein von Glykogenspeichern in der Leber abhängig. Zusätzlich wird durch Glukagon die Glukoserreubildung aus Proteinen gefördert, die Folge ist eine vermehrte Harnstoffsynthese mit daraus resultierenden Stickstoffverlusten [192]. Im weiteren Verlauf eines protrahierten Schocks kommt es zu einer Minderperfusion des Pankreas, wodurch die Glukagonsekretion wieder gebremst wird. Nach Beseitigung des hypovolämischen Schocks (Infusionstherapie) wird diese Hemmwirkung aufgehoben und es kann eine, durch erhöhte Glukokortikoidspiegel bedingte, neuerliche Steigerung der Sekretion erfolgen. Der von uns nachgewiesene Abfall nach 36 Stunden (Tabelle 19) muß auf die allgemeine Besserung der Schocksituation zurückgeführt werden.

Die Kombination hoher Plasmakonzentrationen von Katecholaminen, eine schockbedingte, erhöhte sympathische Aktivität und hohe Kortisonspiegel bedingen also den Anstieg des Glukagons [223]. Glukagon selbst bewirkt Lipolyse und Hyperketonämie [107]. Einen direkten nervalen Einfluß auf die Sekretion dieses Hormons unter Ausschaltung einer Adrenalin-stimulierten Produktion wies Järhult [172] an bilateral adrenalektomierten Ratten nach. Die Reizung der sympathischen Nerven des Pankreas führte zu einer rapiden Mobilisation von Glukagon, zwei Wege der Sekretionssteigerung sind also denkbar.

Eine therapeutische Beeinflussung erhöhter Glukagonkonzentrationen wäre durch das von Guillemni [127] entdeckte Hormon Somatostatin vorstellbar, das einen Anstieg des FFS, des Glyzerols und der $\beta$-Hydroxybutyrate verhindert [214] und den releasing-factor des HGH sowie auch die Glukagonsekretion des Pankreas inhibiert. Wegen der möglichen Nebeneffekte des Hypathalamushormons und seiner kurzen Halbwertszeit sind einer solchen Behandlung allerdings vorläufig Grenzen gesetzt, eine weitere Abklärung ist erforderlich.

Die Mitteilungen über das posttraumatische *Verhalten der Blutfette* sind zahlreich und divergent. Die Interpretation der Einzelbefunde ist schwierig, da zahlreiche Einzelfaktoren das Verhalten der Plasmalipide beeinflussen und zu Fehlbeurteilungen führen können: Schock, Blutverlust, Infusions- und Transfusionstherapie, Größe und Gewicht, Alter, Geschlecht, Ernährung vor dem Unfall sowie Zeitpunkt der Blutentnahme.

Zusammenhänge zwischen Fett- und Kohlenhydratstoffwechsel tragen zur Glukoseverwertungsstörung noch durch eine gesteigerte Lipolyse [324, 316] bei. Das Trauma als „stressogene Noxe" [17] bewirkt eine vermehrte Fettmobilisation. ACTH und Glukokortikoide setzen Fettsäuren frei, die im Sinne des Randle'schen Glukose-FFS-Zyklus [267] die Störung der peripheren Glukoseverwertung eben noch verstärken. Stremmel [302] glaubt, daß die durch die ausgeprägte posttraumatische Lipolyse vermehrt freigesetzten Fettsäuren die Verwertung der meist in erhöhter Konzentration vorhandenen Glukose verhindert. Bei der Verabreichung von Nicht-Glukose-Kohlenhydraten ist zwar auch nur eine geringe Lipolysehemmung, aber ein weitgehend insulinunabhängiges deutliches Absinken der unveresterten Fettsäuren und Ketonkörper im Blut nachweisbar (Bässler und Brinkrof, Förster und Hoffmann, Förster et al., Schultis und Geser, zit. bei Eckart et al. [82]).

Gekennzeichnet ist die Stoffwechselsituation durch eine Hyperlipämie mit einem Anstieg der Neutralfette, der Lipoproteine und der Phospholipide im Blut. In der Leber geht die Anhäufung von Lipiden parallel zum Abfall des Glykogens [230]. Für die posttraumatischen Veränderungen des Lipidstoffwechsels werden in erster Linie hormonelle Faktoren (Anstieg von Katecholaminen, HGH und Glukagon) verantwortlich gemacht [7, 337, 358]. Es ist bekannt, daß Streßsituationen mit einer vermehrten Katecholaminausschüttung und deren komplexen Effekten einhergehen [174, 215, 244, 269, 293, 295, 315]. Eine Lipolyse wird dadurch entweder direkt oder indirekt stimuliert. Auch bei unseren Patienten fanden wir sowohl erhöhte Katecholamin- als auch Glukagonspiegel.

Unter den lipolysebedingten Stoffwechselveränderungen sticht besonders die Mobilisation der FFS hervor. Noradrenalininfusionen erhöhen die FFS [56], neben den Katecholaminen wird jedoch auch einer Freisetzung von Histamin und Bradykinin sowie einer Aktivierung des Hypothalamus-Hypophysenvorderlappens-Nebennierenrinden-Systems gewisse Bedeutung beigemessen [158, 167a, 243a, 326]. Durch eine Hemmung der Lipolyse mit Nikotinsäure kann ein Anstieg der FFS und der Triglyceride, ebenso wie durch Alpha-Rezeptorenblocker verhindert bzw. abgeschwächt werden [167a].

Aufgrund unserer eigenen Befunde und der in der Literatur berichteten Untersuchungsergebnisse muß also bei Störungen des Fettstoffwechsels ein ursächliches Überwiegen von Streßfaktoren angenommen werden. Eine verminderte Syntheseleistung der Leber [33] hat nur additiven Charakter.


## 4.7 Proteinstoffwechsel

Bisherige Untersuchungen des postoperativen und posttraumatischen *Eiweißstoffwechsels* stützen sich auf Stickstoffbilanzen. Vor 100 Jahren wurden die ersten Stickstoffbilanzen von Voit auf Anregung von Justus von Liebig an Hunden erstellt und publiziert (zit. bei [309]). Übereinstimmend konnte dabei posttraumatisch eine negative Stickstofflage beobachtet werden, die einen Nettoverlust an Körpereiweiß beweist. Die Proteine stammen entweder aus der Nahrung oder aus zugeführten Aminosäuren. Sie werden über den Abbau zu Aminosäuren wieder ausgeschieden. Auf- und Abbau befinden sich in einem Fließgleichgewicht. Aufbauende (anabole Phase) oder abbauende (katabole Phase) Prozesse können relativ überwiegen. Veränderungen des Eiweißstoffwechsels im Sinne einer gesteigerten Katabolie (Abbau von Körperproteinen) und einer verminderten anabolen Rate wurden im Schock und nach Trauma schon lange beobachtet [71, 87]. Leutenegger [204] sieht als die beiden hauptsächlichen Mechanismen der Katabolie bei Polytraumatisierten die Immobilisation oder Inaktivität und die metabolische Antwort auf Trauma, Schock und/oder Operation, zusammengefaßt als „Postaggressionsstoffwechsel" an. Der erste Faktor kommt bei unseren Patienten in der Frühphase des posttraumatischen Schocks nicht in Frage.

Voraussetzung für die Aufrechterhaltung jeder biologischen Aktivität, also auch der traumabedingten Ab- und Umbaureaktionen von Gewebe, ist die Bereitstellung der dazu notwendigen Energie. Zum Ausgleich der posttraumatisch sistierenden Energiezufuhr greift der Organismus auf Kohlenhydrate aus Leber- und Muskelglykogen als rasch mobilisierbare, aber auch rasch erschöpfte Quelle sowie mit Hilfe der Lipolyse auf körpereigene Fettdepots zurück. Zur Glukoneogenese können Fette jedoch nur in beschränktem Umfang herangezogen werden, so daß zur Sicherstellung der benötigten Glukose auf Proteine zurückgegriffen werden muß. Im katabolen Streß wird im Gegensatz zum Fasten bevorzugt zunächst Protein aus den stoffwechselaktiven Organen Leber, Pankreas, Darmmukosa, Niere, Blut und Herzmuskulatur über den labilen Proteinpool und erst später aus der Skelettmuskulatur metabolisiert [313]. Depotproteine gibt es praktisch nicht — jedes Eiweißmolekül hat seine Aufgabe entweder als Struktur- oder als Funktionsprotein —, so daß der Organismus, die schnell verfügbaren Proteine mit kurzer Halbwertszeit (Enzymeiweiß) rasch verbraucht [104] und es damit zu einem fortgesetzten Abbau körpereigener Proteine kommt. Eine Hypo-(Dys-)proteinämie ist deshalb ein zuverlässiger Indikator für eine Störung des Proteinmetabolismus [19].

Das Gesamteiweiß bei unseren Polytraumatisierten zeigt denn auch nach dem Trauma einen Abfall, der bis zur dritten (SG II und III) bzw. zwölften Stunde (SG I) anhält. Die Ausgangswerte am Unfallort liegen beim Schweregrad III tief (Zusammenhang der Katabolie mit Schweregrad: [74, 235], Abfall in den ersten Stunden nach Verwundung um 27%: [55]). Eine an den Abfall anschließende Erholung hält bis zum 5. posttraumatischen Tag an. Die Albuminwerte, die sich beim Schweregrad I und II am Unfallort noch im Normbereich befinden, zeigen einen ähnlichen Abfall, der anschließende Anstieg ist jedoch nicht so deutlich (*Hypalbuminämien* nach großen Operationen und nach Polytraumen [34, 74] sind wiederholt beschrieben worden). Eine negative Stickstoffbilanz ist also die unabwendbare Konsequenz eines Traumas [305]. Der Körper verliert damit wichtige Bausteine, wodurch Fähigkeit zur Synthese von Strukturproteinen und auch funktionellen Proteinen limitiert wird [19].

Zwischenhirn, Hypophyse und Nebennierenrinde sind eng mit der Steuerung des Eiweißstoffwechsels verknüpft. In der Literatur wird deshalb, abgesehen auch von lokalen Faktoren (Blutverlust und Nekrosen erhöhen einen posttraumatischen Stickstoffverlust [1]), neurohumoralen Vorgängen besondere Bedeutung zugemessen [42, 144].

Buchner [42] machte beim Trauma je nach der vegetativen Ausgangslage zentralnervöse Mechanismen im Sinne des Selye'schen Adaptationssyndroms [285] für einen gesteigerten Eiweißumsatz verantwortlich und bezweifelt, daß der Schweregrad der Verletzung allein den Ausschlag gäbe. Kult betont, daß es nur in Anwesenheit von Glukokortikoiden zur „streßinduzierten Eiweißkatabolie" kommen könne [192]. Aber nicht nur die Glukokortikoide sondern auch Glukagon und HGH, die posttraumatisch vermehrt gebildet werden [117, 175], steigern den Proteinabbau und führen damit zu einer Störung des Gleichgewichtes [313]. Buddecke [43] zeigte, daß unter der Einwirkung der Nebennierenrindenhormone in den Organzellen Proteine auch vermindert aufgebaut werden. Auch Bauer und Schultis [19] fanden bei Frischverletzten während einer 10tägigen Verlaufskontrolle trotz vollwertiger Ernährung negative Stickstoffbilanzen und führten dies auf eine Minderung der Proteinsyntheserate im Schock zurück. Hart und Lick [142] schließlich machten einen posttraumatischen Leberparenchymschaden für eine mangelhafte Verwertung von Aminosäuren zur Eiweißsynthese verantwortlich. Einer solchen Erklärung kommt jedoch nur geringe Bedeutung zu. Hartig et al. [145] und Fürst (zit. bei [3]) konnten dagegen zeigen, daß die Syntheserate von Körpereiweiß posttraumatisch nicht gestört ist und daß mit zunehmendem Streßgrad die Abbaurate wieder ansteigt. Aminosäuren werden also in einem relativ großen Umfang verbrannt und gehen damit der Eiweißsynthese verloren. Hartig et al. [144] wiesen auch nach, daß bei Patienten im „mittleren Streß" 57% des infundierten Glycins $^{15}$N im Körper verbleiben. Dölp et al. [77] fanden ähnliche Ergebnisse, so daß daraus der Schluß zu ziehen ist, daß auch im Streß infundierte Aminosäuren zur Synthese herangezogen werden. Wenn man dazu bedenkt, daß katabole Eiweißverluste quantitativ nicht unerheblich sein können (täglicher N-Verlust 12 g = 75 g Proteinverlust = 350 g effektiver Muskelverlust = 12% der Muskelmasse eines 70 kg schweren Mannes in 10 Tagen [236]), so liegt bei der gesicherten posttraumatischen Verwertung zugeführter Aminosäuren die Entscheidung zur frühzeitigen (Beginn wenige Stunden nach dem Trauma) gezielten Infusionstherapie (Aminosäuren) auf der Hand. Eine günstige Beeinflussung des katabolen Proteinabbaues selbst durch eine solche exogene Proteinzufuhr wird allerdings zwiespältig beurteilt (Buchner [42]: ja; Cuthbertson [69]: nein). Nachteile (Säure-Basen-Haushalt, Rest-N) kommen jedenfalls dadurch meist nicht zustande [144].

Obwohl das *Albumin*, eines der bedeutensten Leberproteine, verglichen mit anderen Proteinen eine relativ hohe Halbwertszeit zeigt, ist es ein brauchbarer Parameter zur Erfassung schwerer Eiweißmangelzustände. Infolge seiner Bedeutung für die Erhaltung des kolloidosmotischen Druckes signalisiert ein erniedrigter Serum-Albuminspiegel ein echtes Risiko [94]. Wir haben daher auch die Bestimmung des Albumins im Serum in unsere Untersuchungen mit einbezogen. Wesentlich empfindlichere Proteine (Retinol-bindendes Protein, Cholinesterase, Ribonuklease, die Komplementkomponenten $C_1Q$, $C_1S$, $C_3$, $C_5$ und der $C_3$-Aktivator bzw. $C_1S$-Inaktivator) konnten aus labortechnischen Gründen nicht bestimmt werden, obwohl sie durch ihre Konzentrationsabnahme bzw. -zunahme (Ribonuklease) im Serum relativ rasch einen Proteinmangel dokumentieren [192].

Der Serum-Albuminspiegel fällt, wie auch wir zeigen konnten, nach einem Trauma und auch postoperativ [144] sowie im experimentellen Streß [91] ab. Ein solcher Abfall wird von Davies [74] bei Schwerverletzten in 20% der Fälle angegeben, wobei als Ursache sowohl eine Hämodilution als auch eine erhöhte Katabolie zur Klärung herangezogen werden. Albumin wird posttraumatisch — abgesehen von Abbau- und Synthesestörung — auch lokal eliminiert: es geht bei Blutungen verloren und strömt auch in die Wundgebiete ab (Retention im Wundödem [74]), von wo es nur langsam rückresorbiert wird. Eine ähnliche Retention von Albumin und auch von Fibrinogen wurde 1962 von Monasterio [237] bei unbehandelten Tumoren beschrieben.

Die Schwere der Traumatisation steht in Relation zum Abfall der Albumine, was auch wir nachweisen konnten (SG I und II: −18%, SG III: −24%). Dieser primäre Abfall innerhalb der ersten drei Stunden muß verdünnungsbedingt und durch eine gesteigerte Katabolie erklärt werden. Trotz exogener Zufuhr von Humanalbumin in Form von Blutkonserven und

PPL (80 bis 90% Albumin) ist im weiteren Verlauf unseres Untersuchungszeitraums nur ein geringer Anstieg des Albumins im Serum erkennbar.

Bei den geschilderten Veränderungen im Eiweißstoffwechsel kommt es ebenso wie bei den Alpha$_1$- und Alpha$_2$-Globulinen [144] auch zu einem gesteigerten Umsatz der „acutephase" – (Glyko-)Proteine [347] wie etwa Haptoglobin, Fibrinogen, Ceruloplasmin, C-reaktives Protein und andere. Sie alle werden posttraumatisch vermehrt gebildet [305] und sind gemeinsam mit den exogen zugeführten Proteinen für den Anstieg des Gesamteiweißes, etwa 24 Stunden nach dem Trauma, verantwortlich. Der Anstieg der Globuline hinkt dem Abfall der Albumine allerdings nach [144].

Wie oben ausgeführt (Kap. 3.6.2), spielt beim primären Abfall von Gesamteiweiß und Albumin bei unserem Krankengut zweifelsohne auch ein Verdünnungseffekt mit (Abb. 16). Durch die bei den Patienten des Schweregrades III erhöhte Proteinzufuhr ist die hier besonders deutlich ausgeprägte Zunahme des Gesamteiweißes nach der 7. posttraumatischen Stunde (Abb. 14) mit zu erklären.

Als letzter Gesichtspunkt bei der posttraumatischen Proteinstoffwechselstörung ist der Ernährungszustand der Verletzten vor dem Unfall zu diskutieren [1, 79, 241]. Von Tier (Ratte [329]) und Mensch [141] ist nämlich bekannt, daß an Fasten gewöhnte Ratten bzw. in schlechtem Ernährungszustand befindliche Patienten bei späterem Fasten bzw. posttraumatisch weniger Gewicht und Stickstoff verloren als Ratten, die erstmals fasteten, bzw. Patienten, die sich in gutem Ernährungszustand befanden [42]. An Hand unseres Verletztengutes erscheint dieser Aspekt jedoch von untergeordneter Bedeutung. Insbesondere können retrospektiv keinerlei Argumente dafür oder dagegen erbracht werden.


## 4.8 Blutgerinnung

Die vorliegenden Ergebnisse zeigen, daß bei unseren polytraumatisierten Verletzten frühzeitig *Veränderungen des Hämostasepotentials*, dem Schweregrad der Traumatisierung entsprechend, auftreten. Es kommt zu einem Abfall der Thrombozyten und des Fibrinogens, auch der Quickwert sinkt in den ersten drei Stunden nach dem Trauma ab. Die Euglobulinlysezeit ist schon bei der ersten Entnahme erniedrigt und steigt in den folgenden Stunden wieder an. Die partielle Thromboplastinzeit ist beim Schweregrad III, die Thrombinzeit bei den Schweregraden II und III verlängert.

Eine bedarfsgerechte Hämostase ist an ein intaktes und adäquat reagierendes Gefäßsystem sowie an eine ausreichende Funktion der plasmatischen Gerinnungsfaktoren und der Thrombozyten gebunden. Physiologischerweise besteht ein intravasales Gleichgewicht gerinnungsfördernder und -hemmender Faktoren, das die Fließeigenschaften des Blutes und die physiologische Blutstillung garantiert. Dieses Gleichgewicht wird getragen durch die Bildung der Gerinnungsfaktoren und deren Aktivierung auf der einen und der Eliminierung aktivierter Gerinnungsprodukte durch das RES, die körpereigene Fibrinolyse und physiologische Inhibitoren auf der anderen Seite [48]. Im Rahmen von Gewebsverletzungen kommt es zu einer Einschwemmung prokoagulatorischer Substanzen in das zirkulierende Blut vor allem aus Organen, die eine hohe thromboplastische Aktivität aufweisen. Unter physiologischen Verhältnissen, also bei ausreichender Zirkulation und Gewebeperfusion, können derartige Störungen durch körpereigene Kompensationsmechanismen abgefangen werden. Im traumatischen Schock entwickelt sich über eine kontinuierliche Aktivierung des Gerinnungssystems ein progredienter Aufbrauch des Hämostasepotentials (plasmatische Gerinnungsfaktoren,

Thrombozyten), der zur Ausbildung einer Gerinnungsstörung (Verbrauchskoagulapathie) führt [150, 196, 226]. Folge der Gerinnungsaktivierung ist die Ausbildung von disseminierten Mikrothromben in der Gefäßperipherie, welche Mikrothrombosierung über eine sekundäre Aktivierung der Fibrinolyse in Gegenwart einer adäquaten Perfusion zumindest teilweise wieder aufgehoben werden kann [150]. Im Rahmen größerer Gewebsverletzungen spielt allerdings auch die direkte Aktivierung des fibrinolytischen Systems durch das lokale Trauma eine Rolle. Im traumatischen Schock sind im Zusammenhang mit der Gerinnung weiterhin die Freisetzung von Gewebskinasen und proteolytischen Aktivitäten, die Azidose und vor allem auch Veränderungen des Fettstoffwechsels zu beachten.

Für die funktionell im Schock ausschlaggebende Mikrozirkulationsstörung sind ferner rheologische Einflüsse mit von Bedeutung: Bei Verminderung der Suspensionsstabilität des Blutes infolge Veränderungen der Blutbestandteile oder Strömungsverlangsamung kommt es aufgrund der baulichen Eigenart des Kapillarsystems zur Separation von Plasma und korpuskulären Elementen. Es ergeben sich also durch primäre Veränderungen der Hämodynamik in der Makrozirkulation, durch nervalhumorale Einflüsse oder durch Veränderungen des Gefäßinhaltes mikrozirkulatorische Störfaktoren, die auf einer Veränderung der Blutviskosität (geänderte Zusammensetzung des Blutes hinsichtlich gelöster und fester Bestandteile, Erythrozytenaggregation), auf Formveränderungen der Erythrozyten, Thrombozytenaggregation und auf den beschriebenen intravasalen Gerinnungsvorgängen selbst beruhen. All diese Faktoren sind miteinander verknüpft und können sich daher gegenseitig beeinflussen.

Die Verminderung der *Thrombozyten* im Schock ist komplexer Natur. Die beschriebenen Mikrothrombose (Übersicht bei [212]), der Blutverlust, ein Hämodilutionseffekt als Folge einer sofort eingeleiteten Infusionstherapie und spezifisch schockbedingte Thrombozytenveränderungen (Übersicht bei [270]) sind ursächlich zu nennen. Beim traumatischen Schock kommt es nämlich auch zu einer erhöhten Klebrigkeit und damit zu einer vermehrten Aggregation der Thrombozyten, die dann beschleunigt aus dem Kreislauf verschwinden und in der Lunge abgefangen werden [25, 151, 255, 270]. Bergentz [25] führte die Thrombozytenaggregation 20 Minuten bis wenige Stunden nach dem Trauma auch auf Endotheldefekte zurück, an denen die Thrombozyten haften bleiben. Heller et al. [152] erklärten den initialen Thrombozytensturz bei Patienten mit multiplen Frakturen durch das Auftreten einer Fettembolie, wobei sich in der Lunge Thrombozytenaggregate, die durch Fett verklebt sind, finden. Die Thrombozyten würden nach dieser Auffassung als Triglyzeridfänger fungieren. Durch bei der Thrombozytolyse freigesetzte vasoaktive und thromboplastische Substanzen wird die Verbrauchsreaktion weiter gefördert.

Trotz der deutlichen Korrelation der verminderten Thrombozytenzahl zur Schwere der Traumatisation konnte String et al. [303] keine Korrelation zur Morbidität feststellen. Vergleicht man den Plättchenabfall mit den Hämoglobin- und Hämatokritwerten, so übersteigt das Ausmaß der Thrombopenie den durch Blutverlust und Verdünnung verursachten Effekt. Ein vermehrter Verbrauch von Thrombozyten muß daher angenommen werden. Ein Anstieg der Plättchen konnte auch nach Heparingabe im klinischen Bereich nicht erzielt werden. Somit können auch Synthesestörungen der Thrombozyten als Folge einer hypoxischen Leberschädigung im Schock als weiterer pathogenetischer Faktor nicht ausgeschlossen werden [23, 50, 75, 88, 291, 294].

Als weiterer schädigender Gesichtspunkt kann noch Erwähnung finden, daß mit Bluttransfusionen auch Mikroaggregate, bestehend vornehmlich aus zerfallenen Blutzellen und Fibrin, übertragen werden, die während der Lagerung der Konserven entstehen. Vinazzer [337] zeigte, daß die Thrombozytenzahl im gelagerten Blut in den ersten Tagen zwar annähernd konstant bleibt und nach einer Woche noch immer 85% des Ausgangswertes beträgt, die Retraktion aber als wesentlicher Ausdruck eines intakten Thrombozytenstoffwechsels bereits nach 48 Stunden deutlich vermindert und nach 6 Tagen auf die Hälfte abgefallen ist. Neuhoff und Lasch [245, 246] fanden in gelagerten Blutkonserven mechanisch außerordentlich resistente Thrombozytenaggregate. Bei der Transfusion gelangen die Mikroemboli, die übliche Transfusionfilter passieren können, in den Kreislauf. McMichan und Rosengarten [227] führten alle Störungen des Hämostasepotentials auf die Transfusion älterer Konserven zurück. Eine statistische Korrelation zwischen der Anzahl der transfundierten Konserven und den Hämostasestörungen bei Polytraumatisierten ist jedoch nicht nachweisbar. Ludwig [216] führte Gerinnungsstörungen bei dieser Patientengruppe auf eine Azidose, einen Konzentrationsabfall der Gerinnungsfaktoren durch Hämodilution und auf ein mangelhaftes Gerinnungspotential der transfundierten Konserven zurück.

Hämorrhagie, Hämodilution, Umsatz- und Synthesestörungen werden als mögliche Ursachen auch für einen *Fibrinogenmangel* nach Trauma herangezogen [26, 138, 200, 212]. Loew et al. [212] beobachteten einen Abfall der Werte innerhalb einer Stunde, der Ausgangswert direkt nach der Traumatisierung war noch als normal anzusehen. Ein gewisser Verdünnungseffekt durch Infusionen kann während der ersten Stunden nicht ausgeschlossen werden, ist jedoch keineswegs als entscheidendes Moment anzusehen.

Auch der hämodilutorische Effekt einer transzellulären Flüssigkeitsverschiebung kann nach den experimentellen Arbeiten von Leondoer et al. [202] nicht als gravierender Faktor angenommen werden, da ein Fibrinogenabfall auch in der Lymphe nachweisbar war, was für eine Umsatzstörung als Hauptgrund der Fibrinogenverminderung spricht.

Als weitere Ursache der Fibrinogenverminderung ist auch hier eine Synthesestörung als Folge einer schockbedingten Leberhypoxie zu nennen. Diese These wird allerdings in Frage gestellt (Übersicht bei [209]), da Untersuchungen mit radioaktiv markiertem Fibrinogen neben einem gesteigerten Katabolismus auch eine erhöhte anabole Rate ergeben haben.

Lasch et al. [196] konnten in Tierexperimenten nachweisen, daß Fibrinogen 24 bis 48 Stunden nach Auftreten einer intravasalen Gerinnung weit über die Norm ansteigt. Schlag et al. [306] untersuchten bei Polytraumatisierten den Gehalt von Fibrinogen in Muskelbiopsien und fanden nach 24 Stunden und am 3. posttraumatischen Tag hochsignifikante Anstiege. Für den Wiederanstieg des Fibrinogens bei unseren Polytraumatisierten des Schweregrades I sind körpereigene Kompensationsmechanismen verantwortlich zu machen. Bei den übrigen Patienten kommt der Effekt einer ca. 6 Stunden nach dem Trauma eingeleiteten Heparintherapie hinzu. Die nach 5 Tagen bei allen Schweregraden über der Norm liegenden Endwerte lassen auf ein Überschießen der körpereigenen Reaktionen schließen. Der überhöhte Fibrinogenspiegel kann tagelang anhalten. Attar et al. [12] stellten in diesem Zusammenhang fest, daß traumatisierte schockierte Patienten mit einem hohen Fibrinogenspiegel bessere Überlebenschancen hatten als eine zweite Patientengruppe mit deutlich niedrigeren Werten.

Die durchgeführten *Global- bzw. Suchtests* wie *Quickwert, PTT* und *Thrombinzeit* zeigten nur die Region des plasmatischen Gerinnungssystems an, in der die Störung liegt (Quickwert: Extrinsic-System, PTT: Intrinsic-System). Sie sind leicht durchführbar, Verlaufskontrollen scheinen hinsichtlich der Aussagekraft rationeller und bedeutsamer als zusätzliche spezifische Tests, die der Interpretation besonders komplexer Gerinnungssituationen vorbehalten bleiben können. String et al. [303] messen den Globaltests nur geringe Bedeutung zu, da sich bei ihren Polytraumatisierten nur bei etwa der Hälfte der Verletzten ein von der Norm abweichender Befund zeigte.

Unsere Befunde (Abnahme des Quickwertes, Verlängerung von PTT und Thrombinzeit) lassen sich in ihrem Abweichungsgrad in etwa der Schwere des Trauma zuordnen und können insgesamt als Begleitsymptomatik einer bestehenden Verbrauchkoagulopathie interpretiert werden. Im einzelnen lassen sich die pathologischen Werte als Ausdruck einer Verminderung der Faktoren des Prothrombinkomplexes, des Instrinsic-Systems und des Fibrinogens sowie der Anwesenheit von Fibrinogenspaltprodukten erklären. Bei der Betrachtung des Quickwertes beim Schweregrad I und II unserer Patienten im Zusammenhang mit der Thrombopenie und der Hypofibrinogenämie läßt sich eine Umsatzstörung vermuten. Diese Diagnose zeichnet sich beim Schweregrad III durch die stark verlängerte Thrombinzeit als weiteres Kriterium deutlich ab. Eine durchgeführte Heparintherapie macht sich bei der Thrombinzeit erst ab der Entnahme 5 bemerkbar und beeinflußt die Ergebnisse nur in der zweiten Hälfte des Beobachtungszeitraumes. Lechler et al. [200] sehen in einer Verlängerung der Thrombinzeit und der PTT ein Zeichen für eine Verminderung der Konzentration plasmatischer Gerinnungsfaktoren.

Die *Euglobulinlysezeit* wurde zur Dokumentation der Aktivierung des fibrinolytischen Systems herangezogen; eine Differenzierung in primäre oder sekundäre Hyperfibrinolyse ist damit nicht möglich. Ein exakter Beweis einer sekundären Hypofibrinolyse (im Rahmen einer Verbrauchskoagulopathie) könnte erst mit zusätzlichen Kriterien wie Aktivatoren- und Plasminogenbestimmung sowie Ermittlung der fibrinolytischen Aktivität auf der Fibrinplatte erbracht werden.

Eine frühzeitige gesteigerte Fibrinolyse beim traumatischen Schock ist bekannt. Schlag et al. [306] führen sie auf eine Verschiebung des Gleichgewichtes zwischen Aktivatoren und Inhibitoren zurück. Pandolfi und Nilsson [252] vermuten ursächlich außer einer Freisetzung fibrinolytischer Enzyme aus zugrunde gegangenen Zellen auch rein nervöse und humorale Mechanismen. Die Frühfibrinolyse könnte nach Ansicht von Loew et al. [212] dafür verantwortlich sein, daß bereits wenige Stunden nach Klinikaufnahme die erstgebildeten Mikrothromben beschleunigt aus der terminalen Strombahn eliminiert werden.

Im Gegensatz zu unseren Befunden (deutliche Verkürzung der Euglobulinlysezeit, vom Schweregrad abhängig, Normalisierung erst nach 7 bis 12 Stunden) fanden weder Cafferata et al. [51] noch String et al. [303] Zeichen einer gesteigerten Fibrinolyse. Innes und Sevitt [168] sahen eine verkürzte Euglobulinlysezeit nur in der Frühphase der Traumatisation. Auch mit unserem Untersuchungsablauf wurden also Zeiträume erfaßt, die bisher am Menschen aufgrund organisatorischer Schwierigkeiten kaum untersucht werden konnten.

Die komplexe Hämostasestörung bei polytraumatisierten Verletzten ist demnach als Folge einer Vielzahl von Störungen, deren Ursache im Trauma selbst, aber auch im hämorrhagischen Schock [140] liegt, anzusehen. Gerinnungsschaden und Mikrozirkulationsstörung verstärken sich gegenseitig, was zur Irreversibilität von Organschäden beitragen kann, sofern es nicht frühzeitig gelingt, den Prozeß durch eine suffiziente Therapie aufzuhalten. Im Vordergrund der Bemühungen steht dabei eine möglichst frühzeitig einsetzende Schockbekämpfung mit bedarfsadaptierter Infusionstherapie, die Vermeidung jeglicher Entgleisung des Säure-Basen-Haushaltes und auch einer Auskühlung sowie eine Heparingabe als klassische Prophylaxe (und Therapie) der Verbrauchskoagulopathie. Eine gesteigerte fibrinolytische Aktivität bedarf zunächst keiner Therapie, da sie einen Kompensationsmechanismus darstellt. Antifibrinolytika sollten deshalb erst bei überschießender Hyperfibrinolyse eingesetzt werden [40].

## 4.9 Katecholamine

Es besteht heute kein Zweifel daran, daß sich der akut traumatisierte Patient in einer Streß-
situation befindet. Als Folge davon kommt es zu humoralen Regulationsstörungen mit Auswirkungen auf davon abhängige Vorgänge im Intermediärstoffwechsel. Ahnefeld [2] und
Messmer [229] glauben, daß die Mehrfachverletzung mit mehr oder weniger ausgeprägtem
Volumenverlust und Hypoxie eine sympathico-adrenerge Reaktion mit postganglionärer Katecholaminfreisetzung an den Nervenplexen der prä- und postkapillären Gefäße bei gleich-
zeitiger Steigerung der Nebennierenrindensekretion bewirkt. Die Stimulation des sympathischen Systems kann auch durch afferente nozizeptive Impulse aus dem traumatisierten Gewebe selbst bzw. durch kurzfristige Unterbrechung der Sauerstoffversorgung von Hypothalamus und Hirnrinde ausgelöst werden. Rückkopplungseffekte haben dabei besondere Bedeutung. Der (die) Mediator(-en), die eine vermehrte Abgabe von Wirkstoffen aus dem Hypothalamus induzieren, sind bis heute nicht bekannt, die freigesetzten Hormone setzen jedenfalls
die Streßreaktion in Gang. Eine gesteigerte Ausschüttung von Adrenalin und Noradrenalin
übt über die Aktivierung adrenerger Rezeptoren eine ergotrope Funktion aus (Übersicht bei
[162]). Bezüglich der Entstehung und des Weges der Katecholamine im Organismus sei auf
die Übersichtsarbeit von Axelrod [14], auf Axelrod und Weinshilbomm [15] sowie Blaschko
[37] verwiesen. Die Einflußnahme der Katecholamine auf den Kohlenhydrat- und Fettstoffwechsel ist als Beispiel in Abb. 27 dargestellt.

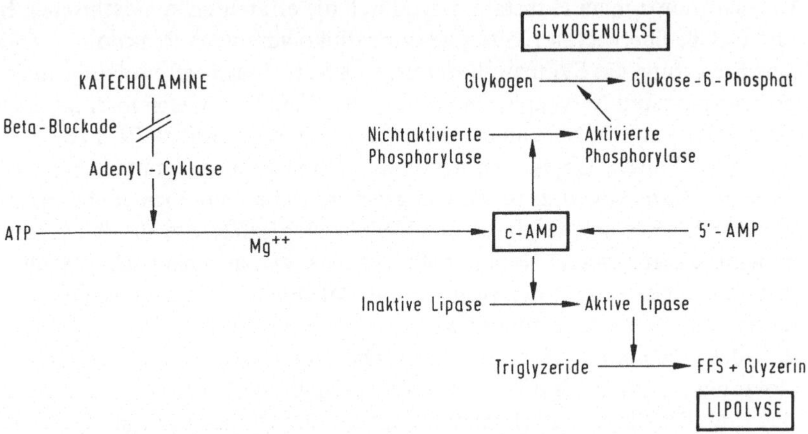


**Abb. 27.** Einfluß der Katecholamine auf das Stoffwechselgeschehen (nach [323])

Die Streßreaktion wird als „Adaptationssyndrom" [286] oder als „Postaggressionssyn-
drom" [309] bezeichnet. Neben Selye [285] war es Cannon [52], der das moderne Konzept
der Streßvorste'lung entwickelt hat. Moore [233] hat den „biologischen Abwehrvorgang"
nach Traumen in einzelne Stadien untergliedert: je schwerwiegender die Verletzung, desto
größer und anhaltender die Reaktion, bei der neben dem sympatho-adrenergen System der
Hypophysenvorderlappen und die Nebenniere eine wichtige Rolle spielen [190, 309]. Katecholamine, ACTH, Aldosteron und ADH werden dabei vermehrt freigesetzt (Abb. 28).
Ausgelöst wird die sympathiko-adrenerge Reaktion [52] durch den Wegfall der hemmen-
den Wirkung der Baro-Rezeptoren des Carotissinus und des Aortenbogens auf das Atem- und

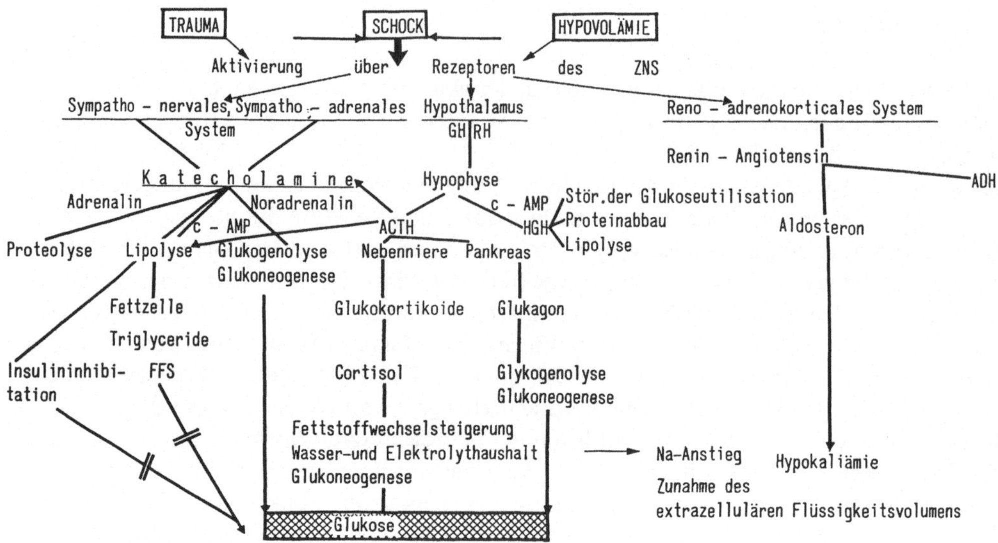


**Abb. 28.** Streß-Reaktion nach Trauma (Schock, Hypovolämie)

Kreislaufzentrum im Hirnstamm, wodurch die efferenten sympathischen Impulse auf Herz
und Gefäße überwiegen [229]. Die sympathiko-adrenerge Reaktion ist gekennzeichnet durch
eine Steigerung des Sympathikotonus, eine Katecholaminfreisetzung an den sympathischen
postganglionären Nervenplexen prä- und postkapillärer Gefäßabschnitte sowie eine Sekretionssteigerung von Nebennierenrinde und Nebennierenmark [9, 118, 173].

Eine klinische Objektivierung dieser pathologischen Veränderungen ist durch die *Bestimmung der Katecholamine im Plasma* gegeben. Dabei muß man allerdings zur Kenntnis nehmen [162, 253], daß das durch den Vorgang der Exozytose aus den sympathischen Nervenendigungen freigesetzte Noradrenalin zunächst in den synaptischen Spalt gelangt, dort mit
den adrenergen Rezeptoren reagiert und schließlich über einen aktiven Transportprozeß rück-
läufig in die Nervenendigungen wieder aufgenommen wird. Dieser Mechanismus kann bis zu
95% des freigesetzten Noradrenalins inaktivieren, so daß nur ein Bruchteil des freigesetzten
Noradrenalins in den intravasalen Raum gelangt, in dem Konzentrationsbestimmungen möglich sind. Die Plasmakatecholaminkonzentration ist daher nur ein Maß für einen außerordentlich variablen „overflow" und damit zwangsläufig nur eine recht approximative Meßgröße.
Im Gegensatz zu den früher üblichen *Urinbestimmungen* haben die Serumwerte allerdings
den Vorteil, daß Sekretionsschwankungen in kurzen Zeitabständen erfaßt werden können.
Wenn man noch dazu bedenkt, daß nur 2 bis 3% der sezernierten Katecholamine ausgeschieden werden, muß diese Art der Bestimmung als besonders ungenau bezeichnet werden [90].
Die vor 1967 beschriebenen erhöhten Katecholaminausscheidungen im Harn (Übersicht bei
[53]) sind denn auch kaum verwertbar.

Daß es bei verschiedenen *Schockformen, Operationen* und *internistischen Notfällen* unter den Bedingungen eines Streß, zum Anstieg der Katecholaminkonzentration im Plasma
kommen kann, ist nicht nur aus Tierversuchen [30, 162, 201, 205, 206, 217, 222, 231, 250,
251, 282], sondern auch beim Menschen [159] seit langem bekannt. Große allgemeinchirur-
gische sowie thoraxchirurgische Eingriffe unter Einsatz des extrakorporalen Kreislaufs oder

Operationen mit Hypothermie [103, 161, 255], große Blutverluste (Übersicht bei [60]),
der postoperative Schmerz [248] und auch Verbrennungen [33, 119, 352] sind hier zu nennen. Bei Blutverlusten ab 20 ml/kg (Einflußgrößen: absoluter Volumenverlust, Zeitfaktor
[55]) besteht eine Korrelation zwischen Blutvolumen und Katecholaminerhöhung im Blut
[31, 84, 342, 343]. Der Volumenverlust kann als dominierender Faktor der hormonellen Regulation angesehen werden [5, 217], beim Anstieg der Katecholamine spielen auch Volu-
men-, Presso- und Chemorezeptoren eine Rolle (siehe [171]). Eine hypovolämisch bedingte
Erhöhung des Adrenalinspiegels [231] kann geradezu — wie auch unsere eigenen Befunde zeigen — als Manifestation eines hypovolämischen Schocks gedeutet werden. Ausreichende Infusionstherapie läßt als Ausdruck der Besserung der Gesamtsituation den Katecholaminspiegel wieder absinken [140].

Zur Frage der Katecholaminausschüttung während verschiedener Narkoseverfahren (Ein-
flußfaktoren: Narkotikum, Tiefe der Narkose) liegen ebenfalls zahlreiche Berichte vor [5, 31,
116, 123, 130, 136, 254 u.a.m.]. Am ersten postoperativen Tag fand sich ein Maximum der
Erhöhung innerhalb der ersten acht Stunden [34]. Nach Myokardinfarkt schließlich [248]
und auch bei der Herzinsuffizienz (hier allerdings Urinwerte [221]) wurden ebenfalls erhöhte
Katecholaminspiegel beschrieben. Es genügen sogar Lageveränderungen („postural stress"),
um nach 10 Minuten einen Anstieg der Werte nachweisen zu lassen [241].

Bekannt ist, daß bei großen Operationen und sonstigen Streßsituationen auch der
*ACTH-Spiegel* ansteigt [89, 92, 354, 355]. Wesentlichen Anteil an dieser Regulation hat das
c-AMP [301]. Aus neueren Untersuchungen ist bekannt, daß der Hypophyse übergeordnet
und vorgeschaltet ein neurohormonelles System im Zwischenhirn vorhanden ist, das durch
die Auffindung von „releasing"-Faktoren (Regulation der Inkretion von Hypophysenhormo-
nen, insbesondere von ACTH und HGH) faßbar geworden ist (Übersicht bei [311]).

Daß auch ein Trauma Ursache einer Katecholaminerhöhung (und auch einer Sekretionssteigerung der Nebennierenrinde [296]) sein kann, haben Young und Gray [356] im Tierversuch bewiesen. Der Anstieg korrelierte mit der Schwere der Traumatisation (vergleiche auch
Hardaway [139]: Schwere des Schocks korreliert mit Katecholaminwert!), ein Blutverlust
nach außen hatte nicht stattgefunden. Die Untersuchungen von Watts [342] zeigten allerdings eine deutliche Korrelation zwischen der Schwere des (Entblutungs-)Schocks und dem
Blutdruck einerseits und dem Anstieg der Adrenalinkonzentration andererseits.

Nicht nur Hypovolämie und Schock, sondern auch das Trauma per se kann dabei einen
Anstieg der Katecholamine bewirken. Chien [60] fand im Tierexperiment, daß von einem
traumatisierten Gebiet afferente Impulse ausgingen, die zu einer sympathischen Aktivitäts-
steigerung führten. Nach den Befunden der Arbeitsgruppe um Wang [340, 341] tolerierten
Hunde mit einem Muskeltrauma Blutverluste weit schlechter als ohne Trauma. Nach Dener-
vation des traumatisierten Gebietes konnte ein solcher Effekt nicht mehr nachgewiesen werden. Auch Eisele et al. [84] schließen sich mit ihren Katecholaminbefunden 2 bis 5 Stunden
nach Bauchoperationen diesen Vorstellungen an.

Bei der gesteigerten Aktivität des sympathischen Nervensystems Polytraumatisierter unterscheiden Palm und Appel [251] zwischen einer *sympatho-nervalen* und einer *sympatho-
adrenalen* Komponente. Die sympatho-nervale Aktivität besteht in einer erhöhten Freisetzung von Noradrenalin aus dem organinnervierenden Terminalretikulum in die synaptischen
Spalträume [177]. Von dort verteilt es sich diffus in alle Körperorgane. Es gelangt erst indirekt auf dem Wege der Diffusion durch die Kapillarwände in das Blut [258]. Nach Euler [90]
erfolgt die Aktivierung des noradrenergen Systems über Reize, die durch Blutdruck-, Gleich-
gewichts- und Temperaturalterationen ausgelöst werden; der Adrenalinsekretion ordnet er

einen spezifischen Reiz zu. Letztere Substanz dient dazu, primär metabolische Funktionen zu garantieren, Noradrenalin wirkt vorwiegend auf das kardiovaskuläre System ein.

Im Nebennierenmark wird zum Unterschied vom peripheren Sympathikus neben Noradrenalin vorwiegend Adrenalin synthetisiert (siehe auch [137]). Die in den chromaffinen Zellen des Nebennierenmarks gespeicherten Katecholamine werden direkt und nur lokal in das venöse Kapillarblut der Nebenniere freigesetzt und gelangen von dort in die Zirkulation [258]. Der postoperative Schmerz führt zu einem Anstieg des Noradrenalins [247], bei Traumatisierten mit einer Hypovolämie reagiert das Adrenalin stärker [170].

In unseren Fällen ist der Noradrenalingehalt im Blut bereits bei der Entnahme am Unfallort soweit erhöht, daß er nach einer Stunde nur noch um ca. 100% der Norm ansteigt und dann bereits abzufallen beginnt. Der Anstieg der Adrenalinkonzentration im Blut verläuft in der ersten posttraumatischen Stunde um 600% der Norm steil nach oben (traumatisch bedingte Erhöhung des Adrenalinstoffwechsels [137]!), bleibt bis zu 7 Stunden etwa in diesem Bereich und fällt dann ähnlich wie Noradrenalin ab.

Auch im Tierexperiment an Ratten (standardisiertes Trauma [356]), fiel der Noradrenalinspiegel bereits nach einer Stunde wieder ab und erreichte den Normbereich nach 4 bis 8 Stunden. Der Adrenalinspiegel blieb ein bis zwei Stunden erhöht und kehrte gleichfalls nach 4 bis 8 Stunden zur Norm zurück. Auch bei Patienten mit einem Myokardinfarkt war nach einer Stunde der höchste Wert der Katecholamine erreicht, der Anstieg war aber 24 Stunden nachweisbar [249]. Diese Beobachtungen stimmen mit Untersuchungen von Palm und Appel [251] überein, die bei einer standardisierten psychischen Belastung einen Anstieg der Noradrenalinwerte schon innerhalb weniger Minuten messen konnten. Noradrenalin reagiert also sympatho-nerval ganz akut, dann erst folgt eine Sekretion aus dem Nebennierenmark als Folge der sympatho-adrenalen Aktivierung (siehe auch [137, 352, 356]). Im Gegensatz zu diesen unseren Untersuchungen fanden Zileli et al. [357] bei einem Schockmodell bei Hunden eine vermehrte Sekretion von Adrenalin, die wesentlich höher war als die von Noradrenalin. Das Ziel dieser Untersuchung war weniger eine Differenzierung des Sekretionsverhaltens der beiden Katecholamine, als vielmehr eine Darstellung der Hypersekretion der Nebenniere als Antwort auf einen Abfall des Blutvolumens und Blutdruckes.

Nach Hardaway [139] erreichen die Katecholaminwerte im Schock präfinal ein Maximum. Bei akuten traumatischen Todesfällen ohne längere Agonie, wie beim Überfahren durch einen Zug, übersteigen die postmortal gemessenen (kein fermentativer Abbau postmortal möglich [14]) Noradrenalinwerte das Adrenalin um ein Vielfaches (Verhältnis 8:2 [198]). Es existieren jedoch noch keine kontrollierten Schockstudien, in denen aus der Höhe der Katecholaminspiegel Rückschlüsse auf den Schweregrad und die Prognose des Schockzustandes gezogen werden könnten [251]. Jäätela et al. [171] untersuchten Traumatisierte, die zwei Stunden nach dem Unfall in die Klinik aufgenommen wurden, und fanden trotz entsprechender Therapie einen Anstieg der Katecholamine (Maximum nach der Aufnahme) in den ersten 48 Stunden. Analgetika hatten nur geringen Einfluß auf die Werte. Während der folgenden Operationen waren die Spiegel niedriger, was zum Unterschied von anderen Autoren [116, 256] gegen eine erhöhte Ausschüttung durch die Narkose sprechen würde. Bei manifestem Schock zeigten sich signifikant höhere Katecholaminwerte (vgl. [139]: Korrelation Schock — Katecholaminspiegel). Um diese Befunde jedoch statistisch genauer zu analysieren, fehlt in unserem Material eine vergleichbare Anzahl von Patienten, da unsere Einteilung in drei Schweregrade im Gegensatz zur pauschalen Aufteilung in Schwer- und Schwerstverletzte bis jetzt nicht genügend Patienten zusammenkommen hat lassen, um für jeden Schweregrad eine statistisch verwertbare Aussage machen zu können. Aufgrund unserer frühzeitigen Bestimmungen hat es allerdings den Anschein, als ob eine noch deutlichere Zuordnung Schweregrad Trauma – Katecholaminspiegel als bei Jäätela et al. [171] möglich wäre. Weitere Untersuchungen sind zur eindeutigen Abklärung dieser Frage jedoch erforderlich. Johnston [174] konnte andererseits aus der Höhe der Katecholamine im Plasma keine Rückschlüsse auf die Schwere des Traumas ziehen.

Zusammenfassend stellte Jäätela et al. [171] für Polytraumatisierte fest, daß
– die Erhöhung von Adrenalin nur von kurzer Dauer und das Noradrenalin während der Initialphase doppelt so hoch wie bei gesunden Patienten war.
– in den ersten Stunden nach dem Trauma die Adrenalinwerte überwiegen und Konzentrationsänderungen der Schwere der Traumatisation entsprechen,
– der Anstieg der Katecholamine in der Gruppe der Schwersttraumatisierten deutlich höher als in der Gruppe der Schwerverletzten war und
– die höchsten Katecholaminwerte in den ersten beiden Stunden nach dem Trauma dann erreicht wurden, wenn Hypovolämie, Hypoxämie, Azidose und Schmerzen besonders ausgeprägt waren.

Bei *Verbrennungspatienten* bestimmten Ahnefeld und Frey [5] die Katecholamine im Plasma und Goodall et al. [119] im Urin. Die angegebenen Blutspiegel sind mit anderen Angaben jedoch nicht vergleichbar, da keine Methodik angegeben ist. Die Harnkatecholaminwerte waren in den ersten drei Tagen nach einer Verbrennung 3- bis 5fach erhöht [34].

Katecholamine erhöhen den Gesamtstoffwechsel und damit den Sauerstoffverbrauch. Die so bedingten Stoffwechseländerungen wurden für den Kohlenhydrat- und Fettstoffwechsel (Übersicht bei [160]) bereits kurz erwähnt (Abb. 27). Was nun zunächst im einzelnen den *Kohlenhydratstoffwechsel* betrifft, so stimulieren Adrenalin und Noradrenalin die *Glykogenolyse* im Skelettmuskel, im Fettgewebe und in der Leber. Diese Stimulation der einzelnen Zellen beruht auf einer Aktivierung der Adenyl-Cyklase, die wieder ATP zu c-AMP umwandelt. In Gegenwart von ATP kann c-AMP schließlich die inaktive Phosphorylase aktivieren. Die Umwandlung von Glykogen zu Glukose-6-Phosphat in Gegenwart von Glukose-6-Phosphatase läßt schlußendlich die Glukose entstehen [97]. In der Muskulatur fehlt aber die Glukose-6-Phosphatase, das aus dem Katecholamin-induzierten Glykogenabbau entstehende Glukose-6-Phosphat muß daher in der Glykolyse umgesetzt werden [16]. Dabei wird zunächst Pyruvat gebildet, welches rasch zu Laktat (Anstieg der Laktatkonzentration im Serum) reduziert wird. Auf diesem Wege kann das gesamte Glykogen der Muskulatur auch bei fehlender Glukose-6-Phosphatase über Laktat mobilisiert und über den Cori-Zyklus in den Stoffwechsel einbezogen werden [192].

Porte et al. [263] wiesen denn auch nach, daß eine Infusion von Adrenalin zur *Hyperglykämie* führt. Der Anstieg des Blutzuckers kann dabei nicht auf eine Insulininhibition durch Adrenalin (Noradrenalin) (vgl. Tabelle 18 und Abb. 13: ausreichend Insulin vorhanden!), sondern muß als Folge einer gesteigerten Glykogenolyse angesehen werden [173]. Glukose- und Adrenalinwerte korrelieren gut (eigene Patienten, [34]), Noradrenalin läßt eine derartige Korrelation nicht erkennen. Die Aussage von Hoffmann et al. [160], Adrenalin sei neunmal stärker hyperglykämisierend wirksam als Noradrenalin, kann also unterstrichen werden.

Nach Adrenalektomie läßt sich eine Hyperglykämie vermindern oder ganz unterdrücken [54, 343], was allerdings nicht unwidersprochen bleibt: Eine bilaterale Nebennierenentfernung allein ist nach Järhult [172] nicht imstande, einen solchen Effekt hervorzurufen. Gebremst kann ein Blutzuckeranstieg nach Adrenalin jedoch durch eine zusätzliche Sympathektomie werden. Am Nebennierenmark als Ursprungsort der Adrenalinsekretion besteht jedoch

kein Zweifel (vgl. auch Planz et al. [260]: Katecholaminbestimmung im Blut der Vena supra-
renalis, Vena renalis, Vena cava inferior und Vena iliaca). Halmagyi et al. [133] wiesen eine
Unterdrückung der Hyperglykämie durch Ganglionblockade nach.

Beim *Fettstoffwechsel* bewirken Katecholamine eine *Lipolyse* mit erhöhter Abgabe
freier Fettsäuren ins Blut und Beschleunigung der Rückveresterung zu Triglyceriden. Der
Wirkungsmechanismus im Fettgewebe ist dem bei der Glykolyse beschriebenen ähnlich
(Abb. 27): Die Adenyl-Cyklase aktiviert ATP zu c-AMP, welches eine inaktive Lipase im
Fettgewebe aktiviert. Die Triglyzeride werden damit zu freien Fettsäuren und Glyzerin ge-
spalten [97]. Adrenalininfusionen führen zu einer korrelierten Steigerung der FFS (annähernd lineare Dosis – Wirkungsbeziehung), eine solche Relation ist hingegen bei Noradrenalininfusionen nicht so klar ersichtlich. [263, 335]. Daß die FFS im Gegensatz zum Insulin-
Glukose-Mechanismus bei einer Infusion geringer Adrenalindosen nicht reagieren, ließ Cardon et al. [53] schließen, daß der Anstieg der FFS im Streß nicht Folge des zirkulierenden
Adrenalins, sondern einer vermehrten Sekretion des Nebennierenmarks sei. In vitro-Befun-
den am isolierten Fettgewebe, bzw. an Fettgewebszellen von Ratten und Mensch (Übersicht bei [160]) deuten auf eine im Alter im Vergleich zum Jugendlichen verminderte lipolytische Wirkung der Katecholamine hin. Nachdem es sich bei polytraumatisierten Verletzten
überwiegend um jugendliche Patienten handelt (siehe auch Kap. 3.1), ist bei diesem Krankengut mit einer vollen lipolytischen Wirkung zu rechnen. Nach Ansicht von Schumer und Erve
[317] ist eine rapide Lipolyse im Streß ja auch für den Verletzten von lebensnotwendiger
Wichtigkeit, da der kalorische Wert der Fette größer als der der Glukose oder der Proteine ist.

Neben den Katecholaminen rufen *Glukokortikoide* gleichfalls eine Stimulierung des
Fettstoffwechsels hervor. Der posttraumatisch im Vergleich zu den Katecholaminen wesentlich langsamer verlaufende Anstieg des Kortisolspiegels läßt eine kortisolbedingte Akutreak-
tion jedoch ausschließen.

Abschließend muß betont werden, daß beim Zusammenhang zwischen Trauma und
Stoffwechselregulation die Begriffe Hypovolämie und Streß sowohl als Ursache als auch als
Folge metabolischer Störungen angesehen werden können.

Das Polytrauma führt zum *Schock*, die Unterscheidung zwischen hämorrhagisch und
traumatisch hat dabei nur theoretischen Wert [86, 138], klinisch liegt meist eine Kombination dieser beiden Formen vor. Das gemeinsame pathophysiologische Kriterium ist immer
eine Hypovolämie mit einer Minderung des zirkulierenden Blutvolumens, einer kompensato-
rischen Vasokonstriktion und einer Minderperfusion mit einem daraus resultierenden Sauer-
stoffmangel einzelner Organe oder Gewebe. Die Beeinträchtigung der Sauerstoffversorgung
wird zum limitierenden Faktor der Stoffwechselaktivität.

Durch unsere frühzeitigen Bestimmungen blutchemischer Parameter konnte nachgewiesen werden, daß es bereits zu Stoffwechselstörungen kommt, bevor noch ein Schock klinisch
manifest wird. Der am Unfallort bereits wenige Minuten nach dem Polytrauma deutlich ange-
stiegene Katecholaminspiegel (insbesondere Noradrenalin) zeigt die Sofortreaktion in aller
Deutlichkeit.

Das Trauma bedingt sympathiko-nerval und sympathiko-adrenal eine vermehrte Ausschüttung von Katecholaminen. Die neuro-hormonale Bedeutung des Zwischenhirns, das für
diese Regulation verantwortlich ist, ist durch das Auffinden verschiedener Releasing-Fakto-
ren transparenter geworden; das letztlich auslösende Agens, das eine Aktivierung des Hypothalamus initiieren kann, ist jedoch bis heute noch nicht entdeckt. Während die Freisetzung
des Noradrenalins aus den sympathischen Nervenendigungen als unmittelbare Folge des
Traumas anzusehen ist, wird ein Anstieg des Adrenalins erst bei Manifestation des Schocks

relevant. Es muß deshalb bei der Bewertung zwischen diesen beiden hormonellen Faktoren unterschieden werden.

Die sofort nach dem Trauma einsetzende Reaktion des ZNS ist also als posttraumatische Sofortreaktion anzusehen. Intensiviert und unterhalten werden die Stoffwechselstörungen aber durch den folgenden Schockzustand. Es wird deshalb verständlich, weshalb einige unserer dargelegten Befunde eindeutig auf die vermehrte Ausschüttung von Adrenalin zurückzuführen sind (Hyperglykämie, Hyperglukagonämie, Leukozytose), während andere Veränderungen auf einer schockbedingten Organfunktionsstörung beruhen (Azidose, Hämostasestörung).

Mit solchen Überlegungen werden auch scheinbar divergierende Untersuchungsergebnisse anderer Autoren verständlich, die offensichtlich auf Unterschieden der Untersuchtungszeitpunkte beruhen. Bei erst später begonnenen Untersuchungen können nämlich Stoffwechselstörungen übergangen und deshalb als nicht existent negiert werden, obwohl sich der Organismus bereits in der Phase der Gegenregulation befindet. Bei tierexperimentellen, auch unter standardisierten Bedingungen gewonnenen Befunden schließlich ist wegen der zum polytraumatisierten Patienten bestehenden oft erheblichen Unterschiede eine unkritische Übertragung auf den Menschen nicht zu akzeptieren.

Wichtig erscheint also für den Verlauf und die Prognose der Verletzung die richtige Abschätzung des Stellenwertes der Einzelveränderungen und eine kontinuierliche Verlaufsbeobachtung. Nur so kann aus klinischen Befunden *und* Laborwerten die komplexe Gesamtheit der Schädigung erfaßt, eine entsprechende Therapie eingeleitet und eine vorsichtige Prognose gewagt werden.

# 5 Zusammenfassung

Polytraumatisierte sind Verletzte, bei denen neben mehrfachen lokalen Schädigungen auch allgemeine Stoffwechselveränderungen auftreten. In Analogie zur Verbrennungskrankheit kann daher auch von einer *„Verletzungskrankheit"* gesprochen werden. Das klinische Erscheinungsbild ist von einem traumatisch ausgelösten hypovolämischen Schock geprägt, in dessen Verlauf es zu Schädigungen verschiedener Organe oder Organsysteme mit einer daraus resultierenden Stoffwechselstörung kommt. Gleichzeitig tritt eine auch direkt traumatisch gesteigerte sympathische Aktivität zutage, die ebenso wie der Schock selbst zu hormonellen Regulationsstörungen führt.

Obwohl Stoffwechselveränderungen nach Trauma mannigfach beschrieben sind, liegen bisher keine umfassenden Angaben darüber vor, von welchem Zeitpunkt an sie auftreten. Eine der wesentlichen Aufgaben der vorliegenden Arbeit war es deshalb, gerade die frühe posttraumatische Phase mit zu untersuchen. Für Verlauf und Prognose der traumabedingten Stoffwechselveränderungen und damit der Verletzungskrankheit ist die frühzeitige Erkennung und Beurteilung für die erforderliche Gesamttherapie von entscheidender Bedeutung. Durch die Verbesserung des Rettungsdienstes ist es uns dabei gelungen, Polytraumatisierte teilweise schon 5 bis 10 Minuten nach dem Unfall zu erreichen. Mit einer entsprechenden Diagnostik und auch Therapie konnte also sehr früh begonnen werden. In den meisten Publikationen war es im Gegensatz dazu erst nach Aufnahme der Verletzten oder Verwundeten in einer Klinik oder einem Lazarett möglich, gezielte Untersuchungen einzuleiten.

Zur Frage der Klärung von Veränderungen des Wasser- und Elektrolythaushaltes, des Säure-Basen-Gleichgewichtes, des Kohlenhydrat- und Eiweißstoffwechsels, des Gerinnungssystems und bestimmten Facetten des Hormonhaushaltes wurde den Verletzten am Unfallort beginnend, in festgelegten zeitlichen Abständen bis zum fünften posttraumatischen Tag Blut entnommen und wurden entsprechende Parameter bestimmt. Vom März 1974 bis Dezember 1976 konnten bei ca. 600 jährlich versorgten Notfallpatienten 71 polytraumatisierte Verletzte in die Untersuchungsreihe aufgenommen werden. Drei exakt definierte Schweregrade wurden gebildet.

Die Veränderungen der Elektrolyte *Natrium* und *Kalium* lassen sich nun, wie ein prozentualer Verlaufsvergleich mit Hämoglobin und Hämatokrit zeigt, nicht durch eine infusionsbedingte Hämodilution erklären. Lediglich das Kalzium weist einen derartig bedingten Abfall auf. Die Normonatriämie und eine anfängliche kurzzeitige Hypokaliämie werden auf die hormonelle Aktivität des Renin-Angiotensin-Systems zurückgeführt. Im Gegensatz zu bisherigen Anschauungen, die nach einem Trauma von einer Hyperkaliämie sprechen, konnten unsere abfallenden 1-Stunden-Werte mit dem Schweregrad der Verletzung korreliert werden. Die Konstanz der Natriumwerte spricht für die Wirksamkeit einer frühzeitigen Schockbehandlung.

Eine bekannt schockbedingte, mit dem Schweregrad der Verletzung gut übereinstimmende *metabolische Azidose* als Ausdruck einer verminderten Gewebsperfusion konnte bereits eine Stunde nach dem Unfall nachgewiesen werden. Sie zeigte sich auch schon vor der Manifestation von Kreislaufstörungen und rief ihrerseits wieder weitere Stoffwechselveränderungen hervor. Respiratorische Störungen konnten durch eine frühzeitige Beatmungstherapie sowohl im Notarztwagen als auch in der Klinik vermieden werden.

Eine posttraumatische *Hyperglykämie* ist bei Verletzten schon lange bekannt. Für diese Störung des Kohlenhydratstoffwechsels wurden bisher verschiedene Faktoren, insbesondere die beiden Hormone Insulin und Glukagon, verantwortlich gemacht. Durch die erstmals zu einem derart frühen Zeitpunkt am Menschen durchgeführte simultane Bestimmung dieser beiden Parameter gemeinsam mit der Glukose ließ sich schon am Unfallort eine Hyperglykämie und -glukagonämie bei normalen Insulinwerten nachweisen. Die dem Schweregrad der Verletzung entsprechende Schnelligkeit und Steilheit des Blutzuckeranstiegs korrelierte einerseits mit dem Adrenalinspiegel und entsprach andererseits dem Insulinantagonisten Glukagon. Die frühe Hyperglykämie läßt sich also mit dem Anstieg der Glukagon- und Adrenalinwerte erklären, eine insulinäre Gegenregulation, wie sie aus späteren Krankheitsverläufen bekannt ist, liegt noch nicht vor.

Ein kataboler Zustand mit Abbau von Körperproteinen ist nach einem Trauma bekannt. Er wurde anhand der *Gesamtproteine* und des *Albumins* im Serum nachgewiesen, nahm dem Schweregrad der Traumatisation entsprechend zu und hielt teilweise über den gesamten Beobachtungszeitraum an. Ein beobachteter Anstieg der Gesamtproteine nach drei Stunden wird einmal auf die exogene Zufuhr von Eiweißlösungen im Rahmen der Schockbehandlung und zum anderen auf den gesteigerten Umsatz der „acute-phase"-Proteine zurückgeführt.

*Gerinnungs*analytische Untersuchungen zeigen, daß es posttraumatisch sehr schnell zu Veränderungen des Hämostasepotentials kommt. Als Ursache der nachweisbaren Verbrauchskoagulopathie ist der traumatische Schock anzusehen, dem die Abweichungen von der Norm auch graduell entsprechen.

Den *Katecholaminen* schließlich wird bei der Regulation des Stoffwechsels eine zentrale Bedeutung zugeschrieben. Die erstmals bereits am Unfallort gemessenen Serum-Konzentrationen zeigen eine Sofortreaktion des Noradrenalins wenige Minuten nach dem Trauma, der Adrenalinanstieg hinkt etwas nach. Als Ursache für diesen Anstiegsverlauf der Katecholamine ist primär eine gesteigerte sympathische Aktivität und erst in zweiter Linie eine vermehrte Sekretion des Nebennierenmarks anzusehen.

Insgesamt zeigt sich, daß die Veränderungen beim Polytrauma überwiegend auf den Schock und seine hämodynamischen Auswirkungen auf die Organe zurückgeführt werden können. Durch eine frühzeitige Infusionstherapie, deren Bedeutung mit unseren Untersuchungen nachgewiesen werden konnte, sind schockbedingte Schäden weitgehend beherrschbar. Daneben besteht aber auch eine nicht durch den Schock, sondern direkt durch das Trauma bedingte gesteigerte sympathische Aktivität, bei der man zwischen einer sympatho-nervalen und einer sympatho-adrenalen Reaktion unterscheiden muß und die pathogenetisch mit von ausschlaggebender Bedeutung ist. Eine prophylaktische oder therapeutische Abblockung dieser gesteigerten sympatho-adrenergen Aktivität ist zwar theoretisch möglich, bedarf aber klinisch erst einer Abklärung. Es kann schließlich gezeigt werden, daß die frühen posttraumatischen Stoffwechselveränderungen sich in einigen wesentlichen Punkten von der späteren posttraumatischen Phase unterscheiden, was im Rahmen therapeutischer Bemühungen Beachtung finden sollte. Als letzte therapeutische Konsequenz wäre es aber vor allem erforderlich, Organ- und Systeminsuffizienzen zu verhindern bzw. zu beheben, Streßfaktoren zu eliminieren und trotz Stoffwechselveränderungen eine adäquate adaptierte Energiezufuhr sicherzustellen.

# 6 Abkürzungen

| | |
|---|---|
| ACTH | Adrenocorticotropes Hormon — Corticotropin |
| ADH | Antidiuretisches Hormon |
| c-AMP | Zyklische Adenosinmonophosphorsäure |
| ATP | Adenosintriphosphorsäure |
| FFS | Freie Fettsäuren |
| GNRH | Gonadotropin-releasing Hormon |
| Hb | Hämoglobin |
| HGH | Wachstumshormon — Human growth hormone |
| Hk | Hämatokrit |
| n | Anzahl der Patienten |
| Norm | Normalität |
| ns | Nicht signifikant |
| PPL | Plasma-Protein-Lösung |
| S | Signifikant |
| $s_x$ | Standarddeviation |
| SG | Schweregrad |
| STH | Somatotropin |
| $s_{\bar{x}}$, MFM | Mittlerer Fehler des Mittelwertes, Standardfehler |
| V | Variationskoeffizient |
| $\bar{x}$ | Mittelwert |

# 7 Literatur


1. Abbott WE, Krieger H, Levey St (1958) Postoperative metabolic changes in relation to nutritional regimen. Lancet I:704
2. Ahnefeld FW (1972) Der Schock. In: Frey R, Hügin W, Mayrhofer O (Hrsg.) Lehrbuch der Anaesthesiologie, Reanimation und Intensivtherapie. Springer, Berlin Heidelberg New York, S. 503
3. Ahnefeld FW (1971) Therapie des Volumenmangels. In: Lindenschmidt ThO, Rügheimer E, Willenegger H (Hrsg) Praxis der Schockbehandlung. Thieme, Stuttgart, S 38
4. Ahnefeld FW, Allgöwer M (1962) Der Schock. Dtsch med Wschr 87:425
5. Ahnefeld FW, Frey R (1965) Untersuchungen über den Plasma-Katecholaminspiegel nach Operationen und Traumen. Anaesthesist 14:36
6. Allgöwer M (1974) Der traumatisch-hämorrhagische Schock. Chirurg 45:103
7. Allison SP, Hniton P, Chamberlain MJ (1968) Intravenous glucose tolerance, insulin and free-fatty-acid levels in burned patients. Lancet II:1113
8. Allison SP, Prowse K, Chamberlain MJ (1967) Failure of insulin response to glucose load during operation and after myocardial infarction. Lancet I:478
9. Alousi A, Weiner N (1966) The regulation of norepinephrine synthesis in sympathetic nerves: Effect of nerve stimulation cocaine and catecholamine-releasing agents. Proc Nat Acad Sci 56:1491
10. Alm A, Tolagen A (1978) Casualties with major injuries. Unfallheilk 81:69
11. Appel O (1975) Akute pyogene Infektion des Kiefers und der umgebenden Weichteile. Inaugural-Dissertation, Würzburg
12. Attar S, Harashiro P, Mansberger A, Mc Laughlin J (1968) Intravascular coagulation − reality or myth. Surgery 68:27
13. Artz JS, Howard JM (1970) Diskussion zu Ann Surg 172:347
14. Axelrod J (1963) In: Raleigh H, Gowenlock H (eds) The clinical chemistry of monoamines. Elsevier, Amsterdam, p 218
15. Axelrod J, Weinshilbomm R (1972) Catecholamines. New Engl J Med 287:237
16. Bässler KH (1975) Stoffwechsel der für die parenterale Ernährung verwendeten Nährstoffe. Klin Anästh Intensivth 7:1
17. Bässler KH (1976) Wasser-, Elektrolyt- und Säure-Basen-Haushalt. Energie- und Proteinstoffwechsel. In: Heberer G, Schultis K, Hoffmann K (Hrsg) Postaggressionsstoffwechsel. Schattauer, Stuttgart New York, S 21
18. Baetjer AM (1935) The diffusion of potassium from resting skeletal muscles following a reduction in the blood supply. Am J Physiol 112:139
19. Bauer BL, Schultis K (1966) Posttraumatische Katabolie und parenterale Ernährung − Der Eiweißstoffwechsel. Aktuelle Chir 5:281
20. Bauer EW, Vigas SN, Haist RE, Drucker WR (1969) Insulin response during hypovolemic shock. Surgery 66:80
21. Behr CH (1939) Die Adrenalinleukozytose als Funktionsprobe des leukopoetischen Systems. Zschr klin Med 136:219
22. Begemann H (1976) Klinische Hämatologie. Thieme, Stuttgart
23. Beneke G (1970) Veränderungen der Leber im Schock. Thieme, Stuttgart
24. Benzing G, Schubert W, Hug G, Kaplan S (1969) Simultaneous hypoglycemia and acute congestive heart failure. Circulation 40:209
25. Bergentz SE (1970) Ursachen der disseminierten intravaskulären Gerinnung im Schock. In: Zimmermann WE, Staib J (Hrsg) Schock − Stoffwechselveränderungen und Therapie. Schattauer, Stuttgart, S 419
26. Bergentz SE, Nilsson JM (1961) Effect of trauma on coagulation and fibrinolysis in dogs. Acta chir scand 122:21

27. Bergmann H (1975) 15 Monate Notarztwagen mit Erfahrungsbericht. 7. Internationaler Fortbildungskurs für klin Anaesth Wien 9.–13.6.
28. Bernard C (1877) Lecons sur le diabete et la glycogenese animale. Paris, Bailliere et fils
29. Bernard W, Scharfetter H, Weimann S (1974) Das stumpfe Bauchtrauma bei Mehrfachverletzten. Landarzt 50:1163
30. Bernauer WM, Hagedorn M, Filipowski P (1971) Catecholamine release during anaphylactic shock in guinea pigs. Naunyn-Schmiedebergs Arch exp Path Pharmak 270:326
31. Betleri J (1970) Katecholaminbestimmung während verschiedener Narkoseverfahren. Anaesthesist 19:257
32. Beviz A, Mohme-Lundholm E, Svedmyr N (1967) The effect of adrenalin on carbohydrate metabolism in striated muscle. Acta physiol scand 69:213
33. Birke G, Carlson LA, Liljedahl SO (1963) Lipid metabolism and trauma. Acta med scand 173:25
34. Birke G, Liljedahl SO, Plantin LO, Wetterfors J (1960) Albumin catabolism in burns and following surgical procedures. Acta chir scand 118:353
35. Bittner R, Beger HG, Kraas E, Roscher R (1975) Glukoseverwertung und Dynamik der Insulin-Sekretion. Messung nach intraabdominellen Operationen. Klin Wschr 53:861
36. Bland JH (1959) Störungen des Wasser- und Elektrolythaushaltes. Thieme, Stuttgart
37. Blaschko H 91939) Specific action of 1-dopa decarboxylase. J. Physiol (London) 96:50
38. Bloom SR (1973) Glucagon a stress hormone. Postgrad Med J 49:607
39. Brand ED (1966) Water and electrolyte changes in cardiac and skeletal muscle of cats late in hemorrhagic shock. Nature 209:814
40. Brunswig D, Homann B, Richter E (1972) Verbrauchskoagulopathie bei schweren unfallbedingten Schockzuständen. Med Klin 67:768
41. Buchborn E (1962) Stoffwechselveränderungen im Schock und ihre Bedeutung für die Schockbehandlung. Internist 3:522
42. Buchner H (1956) Eiweißstoffwechsel und Trauma. Langenb Arch klin Chir 283:361
43. Buddecke E (1973) Grundriß der Biochemie, 3. Aufl, de Gruyter, Berlin New York
44. Bues E, Schmidt H (1961) Neurologisches Bild der frischen gedeckten traumatischen Hirnschäden. Bruns Beitr Klin Chir 3:265
45. Bull JP (1962) Klinische Aspekte des traumatischen Schocks. In: Bock KD (Hrsg) Schock. Springer, Berlin Göttingen Heidelberg, S 240
46. Bünte H (1965) Die enterale und parenterale Resorption aus der Sicht des Chirurgen. Gastroenterologia 104:92
47. Busse J, Klaschik E, Simons F, Loeschke GC, Bauhoffer K (1975) Ein- bis mehrfacher Austausch des Blutvolumens im Operationssaal. In: Bergmann H, Blauhut B (Hrsg) Anaesthesie und ZNS. Anaesthesiologie und Wiederbelebung, Bd 90, Springer, Berlin Heidelberg New York, S 335
48. Burri C (1978) Zirkulation beim Polytrauma. Unfallheilk 81:443
49. Burri C, Henkemeyer H (1974) Pathophysiologie der Mehrfachverletzungen – Zusammenfassung. Langenb Arch Klin Chir 337:201
50. Bywaters EGL (1948) Anatomical changes in the liver after trauma. Clin Sci 6:19
51. Cafferata HT, Aggeler PM, Robinson AJ, Blaisdell FW (1969) Intravascular coagulation in the surgical patient. Am J Surg 118:281
52. Cannon WB (1929) Bodily changes in pain, hunger, fear and rage, 2nd edn, Appleton, New York
53. Cardon PV, Weiss JL, Müller PS (1974) Effects of small intravenous doses of epinephrine on serum insulin, glucose tolerance and serum free fatty acids. Diabetes 23:743
54. Carey LC, Cloutier CT, Lowery BD (1970) Blood sugar and insulin response in humans shock. Ann Surg 172:342
55. Carey LC, Cloutier CT, Lowery BD (1971) Hemorrhagic shock. In: Ravitsch MA (ed) Current problems in surgery. Year Book Med Publ, Chicago
56. Carlson LA (1966) Lipid mobilisation in trauma – friend or foe. In: Morgan AP (ed) Proceedings of conference on energy metabolism and body fuel utilization. Boston, Jan 13.–14.
57. Carter NW, Seldin TW, Teng HC (1959) Tissue and renal response to chronic respiratory acidosis. J Clin Invest 38:949
58. Cerchio GM, Moss GS, Popavich PA (1971) Serum insulin and growth hormone response to hemorrhagic shock. Endocrinology 88:138
59. Charton F (1969) Das weiße Blutbild nach aseptischen Operationen. Inaugural-Dissertation, Kiel

60. Chien S (1967) Role of sympathetic nervous system in hemorrhage. Physiol Rev 47:215
61. Coleman B, Glaviano VV (1964) Electrolyte and water distribution in the heart in irreversible hemorrhagie shock. Amer J Physiol 207:352
62. Colwell AR, Bright EM (1930) The use of constant glucose injections for the study of induced variations in carbohydrate metabolism. IV. Suppression of glucose combustion by continuous prolonged epinephrine administration. Amer J Physiol 92:555
63. Coran AG, Cryer PE, Horwitz DL, Herman CM (1970) Fat and carbohydrate metabolism during hemorrhagic shock in the unanesthetized baboon. Surg Forum 21:9
64. Coran AG, Cryer PE, Horwitz DL, Clifford CM (1972) The metabolism of fat and carbohydrate during hemorrhagic shock in the unanesthetized subhuman primate: Changes in serum levels of free fatty acids, total lipids, insulin and glucose. Surgery 71:465
65. Commichau R (1973) Niere im Schock und Schockniere. Internat prax 13:597
66. Cournaud A, Riley RL, Bradley SE, Breed ES (1943) Studies of the circulation in shock. Surgery 13:964
67. Cryer PE, Herman CM, Sode J (1971) Carbohydrate metabolism in the baboon sujected to gram-negative septicemica. I. hyperglycemia with depressed plasma insulin concentrations. Ann Surg 174:91
68. Cuthbertson DP (1932) Observations on the disturbance of metabolism produced by injury of the limbs. Quart J Med 25:233
69. Cuthbertson DP. (1968) Nutrition of the injured. Amer J Clin Nutr 21:911
70. Cuthbertson DP (1930) The disturbance of metabolism produced by bony and non-bony injury with notes on certain abnormal conditions of bone. Biochem J 24:1244
71. Cuthbertson DP (1929) The influence of prolonged muscular rest of metabolism. Biochem J 23:1328
72. Cuthbertson DP (1942) Post shock metabolic response. Lancet I:433
73. Datey KK, Nanda NC (1967) Hyperglycemia after acute myocardial infarction. New Engl J Med 276:262
74. Davies JWL (1970) Protein metabolism following injury. J clin Pathol 23: Suppl (Coll. Path.) 4, 56
75. De Palma RG, Havano Y, Robinson AV, Holden WD (1970) Structure and function of hepatic mitochondria in hemorrhage and endotoxemia. Surg Forum 21:3
76. Diem K, Leutner C (1975) Wissenschaftliche Tabellen — Documenta Geigy, 7. Aufl, Thieme, Stuttgart
77. Dölp R, Bauer H, Ahnefeld FW, Seeling W (1973/74) Klinische Untersuchungen über die routinemäßige Infusionstherapie mit 1,5%igen Aminosäurelösungen in der operativen Medizin. Infusionstherapie 1:615
78. Drucker WR, Vigas SNM, Bauer FE, Haist RE (1969) Tolerance to prolonged hypovolaemic shock: The effect of infusion of an energy substrate. Brit J Surg 56:704
79. Dudley HAF (1968) Surgical Convalescence J Roy Coll Surg (Edinb) 13:1
80. Dykes JRW, Saxton C, Taylor SH (1969) Insulin secretion in cardiogenic shock. Brit med J 2:490
81. Eckart J (1977) Störungen des Kohlenhydratstoffwechsels nach Operationen und Traumen. Intensivbehandlung 2:72
82. Eckart J, Wolfram G, Schaaf H (1977) Die parenterale Ernährung in der postoperativen und posttraumatischen Phase unter besonderer Berücksichtigung der Plasmalinolsäurewerte. In: Wretlind A, Frey R, Eyrich K, Makowski H (Hrsg) Fettemulsionen in der parenteralen Ernährung, Anaesthesiologie und Wiederbelebung, Bd 103, Springer, Berlin Heidelberg New York, S 84
83. Ecke H (1979) Verletzungen des knöchernen Skeletts beim Polytraumatisierten. Chirurg 49:727
84. Eisele R, Lohmann FW, Kötter D, Nasseri M (1974) Das Verhalten der Plasmakatecholamine nach Bauchoperationen beim Menschen. Langenb Arch Klin Chir 336:103
85. Elkinton JR, Singer RB, Barker ES, Uark JK (1955) Effects in man of acute experimental respiratory alkalosis and acidosis on ionic transfers in the total body fluids. J Clin Invest 34:1671
86. Emmerich R, Lembcke W (1971) Schock und Schockbehandlung. VEB Thieme, Leipzig
87. Engel FL (1952) The significance of the metabolic changes during shock. In: Mines RW. Shock syndrome. Ann NY Acad Sci 155:381
88. Erskine JM (1958) The relations of the liver to shock. Internat Abstr Surg 106:207
89. Estep HL, Island DP, Ney RL, Liddle GD (1963) Pituitary-adrenal dynamics during surgical stress. J Clin Endocrin 23:419

90. Euler US (1964) Quantitation of stress by catecholaminanalysis. Clin Pharm Ther 5:398
91. Euerbäck L, Lundin PM, Mellgren J (1959) Influence of stress and endocrine factors on plasma proteins in the rat. Act endocrin 32:552
92. Evans EJ, Butterfield WJH (1951) The stress response in the severely burned. Ann Surg 134:588
93. Eyrich K, Beisbarth H, Heid HA, Kult J, Schultis K, Weishaar D (1977) Wirkungsgrad parenteral zugeführter Kohlenhydrate und Aminosäuren in der Intensivpflege. Anästh Inform 18:193
94. Fekl W (1978) Die Bedeutung der Aminosäuren für die parenterale Ernährung. In: Scheller W, Schildberg FW (Hrsg) Parenterale und diätische, klinische Ernährung. Perimed, Erlangen, S 23
95. Fine J (1962) Vergleich verschiedener Formen des experimentellen Schocks. In: Bock KD (Hrsg) Schock. Springer, Berlin Göttingen Heidelberg
96. Finsterer K, Lühr HG, Götz E (1976) Elektrolytbilanzen bei großen bauchchirurgischen Eingriffen. I. Neuroleptanalgesie und Variationen des Infusionsschemas. Anaesthesist 25:563
97. Fitzgerald JD (1971) Beta-adrenerge Stimulantien und Antagonisten. In: Kuemmerle HP, Garett ER, Spitzy KH (Hrsg) Klinische Pharmakologie und Pharmakotherapie. Urban & Schwarzenberg, München, S 540
98. Flear CT, Clarke R (1955) The influence of blood-loss and bloodtransfusion upon changes in the metabolism of water-electrolyts and nitrogen following civilian trauma. Clin Sci 14:575
99. Flear CT, Singh CM (1973) Hyponatriaemia and sick cell. Brit J Anaesth 45:976
100. Förster H (1975) Zum Stoffwechsel von Monosacchariden und Polyolen. Infusionstherapie 2:187
101. Förster H, Mehnert H (1973) Kohlenhydratstoffwechsel. In: Siegenthaler VW (Hrsg) Klinische Pathophysiologie. 2. Aufl, Thieme, Stuttgart, S 34
102. Förster H (1973) Sind bei Infusionen von Zuckeraustauschstoffen echte Nebenwirkungen zu erwarten? Dtsch med Wschr 98:839
103. Franksson C, Gemzell CA, Euler US (1954) Cortical and medullary adrenal activity in surgical and allied conditions. J Clin Endocrin 14:608
104. Frey R, Fekl W (1974) Möglichkeiten und Notwendigkeiten der parenteralen Ernährung mit Aminosäureninfusionen. Klinikarzt 7:3
105. Frowein RA, Reichmann W (1978) Die Schädel-Hirnverletzung bei Polytraumatisierten. Chirurg 49:663
106. Galle P (1974) Die Frühversorgung polytraumatisierter Patienten nach modernen Erkenntnissen. Wien klin Wschr 86:265
107. Gerich JE, Langlois M, Raacca C, Schneider V, Forsham PH (1974) Adrenergic modulation of pancreatic glucagon secretion in man. J Clin Invest 53:1441
108. Giddings AEB, O'Connor KJ, Rowlands BJ, Mangnall D, Clark RG (1976) The relationship of plasma glucagon to hyperglycaemia and hyperinsulinaemia of surgical operation. Brit J Surg 63:612
109. Geser CA, Schultis K (1970) Der Einfluß von chirurgischen Eingriffen auf die intravenöse Glukosetoleranz und die Insulinsekretion des Menschen. Dtsch Ges Inn Med Tagung 76:425
110. Geser CA, Schultis K, Diedrichson W (1970) Das Seruminsulin in der postoperativen Phase unter parenteralen Ernährung. Medizin und Ernährung 11:82
111. Gersmeyer EF, Yasargil EC (1970) Schock und Kollaps-Fibel. Thieme, Stuttgart
112. Glinz W (1977) Intensivbehandlung beim Schwerverletzten. Med Klin 72:725
113. Gögler E (1971) Der schwere Unfall in der modernen Industriegesellschaft. Langenb Arch Klin Chir 329:922
114. Gögler E (1966) Chirurgische Erstversorgung Verletzter am Notfallort. Mat Med Nordmark 18:333
115. Göschke H, Grötzinger M, Nußbaum JA, Leutenegger A, Berger W, Gigan JP (1973) Belastbarkeit des Glukosestoffwechsels bei intravenöser Hyperalimentation. Schweiz Med Wschr 103:1228
116. Gött U, Klensch H (1970) Plasmakatecholaminänderungen bei verschiedenen Anästhesietechniken. In: Henschel WF (Hrsg) Neue klinische Aspekte der Neuroleptanalgesie. Schattauer, Stuttgart
117. Goldenberg JS, Lutwatz L, Hayes MA, Rosenbaum PT (1956) Thyroid activity during operation. Surg Gynec Obstet 102:129
118. Goodall McC (1968) Sympatho-Adrenal Medullary Response to Thermal Burn. Ann N Y Acad Sci 150:685
119. Goodall McC, Stone C, Haynes BWJ (1957) Urinary output of adrenalin and noradrenalin in severe thermal burns. Ann Surg 145:479
120. Grabner W (1975) Circulatory responses to injury. In: Clarke E, Badger F, Sevitt S (eds) Modern trends in accident surgery and medicine. Butterworth, London, p 39

121. Grabner W (1975) Zur Schockbehandlung mit Kortikoiden. Klinikarzt 4:215
122. Grant RT, Reeve EB (1951) Observations on the general effects of injury in man, – with special reference to wound shock. Spec Rep Ser Med Res Coun (London) 227:172
123. Gravenstein JS (1964) Katecholamine in der Anästhesie. Anaesthesist 13:280
124. Green HN, Stoner HB, Whiteley HJ, Eglein D (1949) The effect of trauma on the chemical compostition of the blood and tissues of man. Clin Sci 8:65
125. Greever CJ, Watts DT (1959) Epinephrine levels in the peripheral blood during irreversible hemorrhagic shock in dogs. Circ Res 7:192
126. Grünert A, Ahnefeld FW, Dick W, Kilian J, Schmitz JE (1979) Untersuchungen von Stoffwechselparameter in der Erstversorgung von Polytraumatisierten. 6. Zentraleuropäischer Anästhesie-Kongreß, Innsbruck
127. Guillemni R (1977) Jahrestagung der American Diabetes Association, San Francisco Juni 1976 – Selecta, S 291
128. Gunzer U (1968) Tierexperimentelle Untersuchungen über das Vorkommen der Plasmazellreihe, unreife Vorstufen der Granulozyto- und Erythropoese und Megakaryozyten im Blut splenektomierter Kaninchen mit Entblutungsschock. Inaugural-Dissertation, Kiel
129. Guyton AC (1960) Cardiac function in shock. Shock symposium, Walter Reed Med Center, Washington D C
130. Hack G, Freiberger KU, Schulte J, Havers L (1975) Zum Problem der Streß-Reaktion in der unmittelbaren postoperativen Phase. Fortschr Med 93:212
131. Hagberg S, Haljamäe H (1968) Shock reactions in skeletal muscle. III: The electrolyte content of tissue and blood plasma before and after induced hemorrhagic shock. Ann Surg 168:243
132. Haider W, Lackner W, Tonczar L (1975) Verabreichung hochprozentiger Glukose mit großer Insulindosen im Rahmen einer frühzeitigen totalen parenteralen Ernährung bei Patienten mit schockbedingten übersteigerten Kalorienbedarf. Anaesthesist 24:289
133. Halmagyi DFJ, Gilett DJ, Lazarus L, Young JD (1966) Blood glucose and serum insulin in reversible and irreversible posthermorrhagic shock. J Trauma 6:623
134. Halmagyi DFJ, Neernig JR, Lazarus L, Young JD, Pullin J (1969) Plasma glucagon in experimental posthemorrhagic shock. J Trauma 9:320
135. Haljamäe H (1969) Electrolyte changes in single skeletal muscle cells induced by experimental hemorrhagic shock. Inaugural-Dissertation, Gothenburg
136. Hamelberg W, Spronse JH, Mahaffey JE, Richardson JA (1960) Catecholamine levels during light and deep anesthesia. Anesthesiology 21:297
137. Hanquet M, Cession-Fossion A, Lecomte J (1970) Changes in catecholamine levels during shock in man. Canad Anaesth Soc J 17:208
138. Hardaway RM (1966) Syndromes of disseminated intravascular coagulation. Thomas, Springfield (Ill)
139. Hardaway RM (1968) Clinical management of shock. Thomas, Springfield (Ill)
140. Hardaway RM, Dixon RS, Foster EF, Karabin BL, Scibres FD, Meyers T (1976) The effect of hemorrhagic shock on disseminated intravascular coagulation. Ann Surg 184:43
141. Hardy JD (1955) Surgical physiology of the adrenal cortex. Thomas, Springfield (Ill)
142. Hart W, Lick R (1964) Das Verhalten des Aminosäurenstickstoffes im Blut und seine Ausscheidung im Urin bei intravenöser Infusion von Proteinhydrolysaten. Anaesthesist 13:35
143. Hartenbach W (1956) Zur Anwendung von Hypophysen- und Nebennierenrindenhormonen sowie kreislaufaktiven Stoffen in der Chirurgie. Münch Med Wschr 98:1657
144. Hartig W (1969) Der postoperative Eiweißstoffwechsel. I. Mitteilung Zschr exper Chir 2:102
145. Hartig W, Czarnekki H-D, Faust H, Fickweiler E (1976) Zur Verwendung von Aminosäuren-Infusionslösungen beim Gesunden und bei Patienten im Streß, untersucht an $^{15}$N-Glyzin. Infusionstherapie 3:268
146. Hartel W (1973) Pathophysiologie des Schocks beim Polytraumatisierten. Mittelrhein Chirurgentagung Frankfurt 25.–27.10.
147. Havemann D (1972) Zur Epidemiologie des Straßenverkehrsunfalles. Thieme, Stuttgart
148. Heaton LD, Hughes CW, Rosegay H, Fisher GW (1966) Military surgical practices of the United States army in Vietnam. Current problems in surgery. Year Book Medical Publ, Chicago
149. Heberer G, Schultis K, Hoffmann K (1976) Postaggressionsstoffwechsel. Schattauer, Stuttgart
150. Heene DL, Lasch GH (1976) Gerinnungsstörungen und Verbrauchskoagulopathie bei polytraumatisierten Patienten. Intensivbehandlung 1:42

151. Heidemann M, Bergentz SE, Blaisdell FW (1972) The effect of trasylol on the platelet reaction after trauma. In: Brendel W, Haberland GL (edt) New Aspects of Trasylol Therapy, Bd 5. Schattauer, Stuttgart, p 193

152. Heller W, Dohres B, Hausdörfer J, Veihelmann D (1979) Stoffwechseluntersuchungen im traumatischen Schock unter Berücksichtigung therapeutischer Maßnahmen. Med Welt 30:965

153. Hempelmann G, Trentz OA, Schaps D, Piepenbrock S, Kolbow H (1977) Hämodynamische Verlaufskontrollen nach schwerem Polytrauma. Schock-Report Nr. 10, Bayer, Leverkusen

154. Hertelendy F, Macklin LJ (1966) Lipolytic activity and inhibition of insulin release by epinephrine in the pig. Proc Soc Exp Biol Med 121:675

155. Hiebert M, Mc Cormick JM, Egdahl RH (1972) Direct measurement of insulin secretory rate: Studies in shocked primates and postoperative patients. Ann Surg 176:296

156. Hift H, Strawitz JG (1961) Irreversible hemorrhagic shock in dogs: problem of onset of irreversibility. Amer J Physiol 200:269

157. Hirschauer M (1975) Kontrolle des Säure-Basen-Gleichgewichtes im Blut und Liquor beim Schädel-Hirntrauma. Anästh Inform 16:273

158. Ho RJ, Atkin E, Meng HC (1966) Lipase release induced by compound 48/80 in rat and perfused rat heart. Amer J Physiol 210:299

159. Hökfelt B, Bygdeman SB, Sekkenes J (1962) The participation of the adrenal glands in endotoxin shock. In: Bock KD (ed) Shock, pathogenesis and therapy. Springer, Berlin Göttingen Heidelberg

160. Hoffmann H, Kiesewetter R, Krohs G, Schmitz C (1975) Zur Altersabhängigkeit von Katecholaminwirkungen beim Menschen. II. Einfluß von Noradrenalin, Adrenalin und Isoprenalin auf die Glukosekonzentration und die Konzentration der unveresterten Fettsäuren im Blut. Z ges Inn Med Grenzgeb 30:137

161. Hollmann G, Fischer A, Körner J (1974) Besonderheiten der Pathophysiologie des Operationstraumas im Kindesalter. Münch Med Wschr 116:1213

162. Holtz P, Palm D (1966) Brenzkatecholamine und andere sympathicomimetische Amine. Erg Physiol 58:1

163. Holzrichter P (1979) persönl. Mitteilung

164. Howard JM (1962) Hämorrhagischer und posthämorrhagischer Schock. In: Bock KD (Hrsg) Schock. Springer, Berlin Göttingen Heidelberg, S 208

165. Howard JM (1955) Studies of the absorption and metabolism of glucose following injury. Ann Surg 141:321

166. Hruza Z, Jelinkova M (1965) Carbohydrate metabolism after epinephrine, glucose and stress in young and old rats. Exp Gerontol 1:139

167. Hume DM, Miller DW, Nelson DH (1956) Blood and urinary 17-hydroxycorticosteroid in patients with severe burns. Ann Surg 143:316

167a. Huth K (1971) Veränderungen der Blutfette bei verschiedenen Schockmodellen. Med Welt 22:1173

168. Innes D, Sevitt S (1964) Coagulation and fibrinolysis in injured patients. J Clin Path 17:1

169. Irmer W, Koss F (1953) Die potenzierte Narkose. Dtsch med Wschr 78:361

170. Jäättela A (1972) Effect of traumatic shock on plasma catecholamine levels in man. Ann Chir Res 4:204

171. Jäättela A, Alho A, Avikainen V, Karaharju E, Kataja J, Lahdensuu M, Ipispö P, Rokkanen P, Tervo P (1975) Plasma catecholamines in severely injured patients, a prospective study on 45 patients with multiple injuries. Brit J Surg 62:177

172. Järhult J (1975) Role of the sympatho-adrenal system in hemorrhagic hyperglycemia. Acta physiol scand 93:25

173. Jesch F, Meßmer K (1976) Der hämorrhagische Schock — theoretische Grundlage. Notfallmedizin 2:302

174. Johnston JDA (1973) The metabolic and endocrine response to injury: A review. Brit J Anaesth 45:252

175. Johnstone JDA, Bell PK (1965) The effect of surgical operation on thyroid function. Proc Roy Soc Med 58:1017

176. Jordan GL, Fischer EP, Lefratz EA (1972) Glucose metabolism in traumatic shock in human. Ann Surg 175:685

177. Käser H (1966) Die diagnostische Bedeutung der Bestimmung der Katecholamine und ihrer Metaboliten. Schweiz Med Wschr 96:258

178. Kerr SE (1926) Studies on inorganic composition of blood. I. The effect of hemorrhage on the inorganic composition of serum and corpuscles. J Biol Chem 67:682

179. Kilian J, Islam MS, Valter J, Weller W, Ulmer WT (1970) Kreislauf, Atmung und Nierenfunktion im hämorrhagischen Schock nach Infusion verschiedener Lösungen. Anaesthesist 19:280

180. Kinney JM, Lang CL, Ducke JH (1970) Carbohydrate and nitrogen metabolism after injury. In: Porter R, Knight R (eds) Energy, metabolism in trauma. Churchill, London, p 103

181. Klapp F, Dambe LT, Schweiberer L (1978) Ergebnisstatistik von 564 polytraumatisierten Patienten. Unfallheilk 81:459

182. Kloss K (1974) Bewertung der Schädelverletzungen im Rahmen des polytraumatisierten Verletzten. Landarzt 50:1166

183. Klütsch K (1972) Die Niere im Schock. In: Mohring D (Hrsg) Klinik und Therapie des Schocks. III. Symposium in Sanderbusch

184. Kolb E (1957) Der Elektrolythaushalt und seine Beeinflussung durch den Operationsstreß. Mels med Mitt 88:1588

185. Kolbow H, Schmit-Neuerburg KP, Suren EG, Wilde DC (1975) Komplikationen und Probleme bei mehrfachverletzten alten Menschen. Hefte Unfallheilk 121:167

186. Komyia E (1956) Die zentralnervöse Regulation des Blutbildes. Thieme, Stuttgart

187. Koslowski L, Braun U, Voigt E, Durst J (1976) Ätiologie und Pathophysiologie des Polytraumas. Intensivbehandlung 1:5

188. Kremer K, Sailer M (1971) Dringlichkeitsfragen bei der Erstversorgung kombinierter und Mehrfachverletzungen − Thoraxverletzungen. Langenbecks Arch klin Chir 329:757

189. Kroupa J (1972) Problematik der Mehrfachverletzungen mit Beteiligung der Extremitäten. Act Chir 7:351

190. Krück F (1968) Streßbedingte humorale Reaktionen. In: Bücherl ES, Krück F, Leppla W, Scheler F (Hrsg) Postoperative Störungen des Elektrolyt- und Wasserhaushaltes. Schattauer, Stuttgart

191. Krück F (1967) Differentialdiagnose der Hyperkaliämie. Dtsch med Wschr 92:1920

192. Kult J (1978) Die Infusionstherapie aus allgemeiner internistischer Sicht und spezieller Einsatz von essentiellen Aminosäuren. In: Scheller W, Schildberg FW (Hrsg) Parenterale und diätische, klinische Ernährung. Perimed, Erlangen, S. 67

193. Kunz Th (1970) Erfahrungen mit dem Frankfurter Notarztwagen. Anaesthesist 19:166

194. Landauer B, Kolb E (1976) Problematik der klinischen Erstversorgung Polytraumatisierter. Intensivbehandlung 1:13

195. Landauer B, Krämer G (1976) Neue Aspekte der Schocktherapie mit Volumenersatzstoffen Münch med Wschr 118:553

196. Lasch HG, Krecke HJ, Rodriguez-Erdman F, Sessner HH, Schütterle G (1961) Verbrauchskoagulopathie − Pathogenese und Therapie. Fol haemat N F 6:325

197. Lasch HG, Riecker G (1969) Intensivtherapie beim Schock. Internist 10:234

198. Laves W, Berg S (1965) Agonie. Schmidt-Römhild, Lübeck

199. Lawin P (1971) Intensivtherapie bei schweren Mehrfachverletzungen. Akt Chir 6:1

200. Lechler E, Asbeck F, van de Loo J (1975) Diagnostik der Verbrauchskoagulopathie. Dtsch med Wschr 100:22

201. Ledue J (1961) Catecholamine production and release in exposure and acclimatization to cold. Acta physiol scand 53:suppl 183

202. Leondoer L, Appelgren L, Bergentz SE (1968) Fibrinogen turnover after massive haemorrhage in dogs studied with radioactively labelled fibrinogen. Acta Chir Scand Supp 134:517

203. Lent V (1972) Zur Beurteilung des Verletzungsgrades am Notfallort. Mschr Unfallheilk 75:298

204. Leutenegger A (1978) Probleme der Katabolie polytraumatisierter Patienten. In: Scheller W, Schildberg FW (Hrsg) Parenterale und diätische klinische Ernährung. Perimed, Erlangen, S 45

205. Lillehei RC, Dietzman RH, Motsay CJ, Beckman ChB, Romero LH, Shatney CH (1975) Growth of concept of shock and review of present knowledge. In: Glenn TM (ed) Steroids and shock. Urban & Schwarzenberg, München

206. Lillehei RC, Longerbeam JK, Block JH, Manax WG (1962) The modern treatment of shock based on physiologic principles. Clin Pharmacol Ther 5:63

207. Lindsey CA, Santensanio F, Braaten J, Faloona GR, Unger RH (1974) Pancreatic alpha-cell function in trauma. J Amer Med Ass 227:757

208. Lindsey CA, Faloona GR, Unger RH (1975) Plasma glucagon levels during rapid exsanguination with and without adrenergic blockade. Diabetes 24:313

209. Litwin MS, Panico FG, Rubini C, Harken DE, Moore FD (1959) Metabolic alcalosis following massive transfusion. Surgery 45:805
210. Llaurado JG, Woodruff FA (1957) Post-operative transient aldosteronism Surgery 42:313
211. Lohmann D (1974) Ein Beitrag zur Behandlung des traumatischen Schocks. Münchn med Wschr 116:1779
212. Loew D, Wiedemann R, Remmele W (1971) Gerinnungsanalytische und pathologisch-anatomische Untersuchungen beim traumatischen Schock. Klin Wschr 49:1101
213. Long CJ, Spencer JL, Kinney JM, Geiger JW (1971) Carbohydrate metabolism in man: Effect of elective operation and major injury. J appl Physiol 31:110
214. Lorenzi MJ, Karam H, Schneider V, Gustafson G, Horita S, Gerich JE (1975) Effect of somatostatin on plasma glucose, free fatty acid and glucagon responses to epinephrine in human diabetes. Clin Res 23:112 A (Abstr)
215. Lukomskij PE (1971) Ther Arch XLIII:11.3
216. Ludwig G (1974) Bluttransfusionen bei Polytraumatisierten. Zbl Chir 99:112
217. Lund A (1951) Release of adrenaline and noradrenaline from the suprarenal gland. Acta Pharmacol Toxicol 7:309
218. Lutz H (1971) Behandlung des traumatischen und des Verbrennungsschocks. Med Welt 22:1195
219. Lutz H (1972) Volumensubstitution mit Plasmaersatzmitteln. Med Welt 23:79
220. Macik J (1966) Polytraumatismus. Hefte Unfallheilk 89:145
221. Mäurer W, Yoshida Y, Kübler W (1976) Die Urinausscheidung der Katecholamine Adrenalin, Noradrenalin und Dopamin sowie der Abbauprodukte Metanephrin und Normetanephrin bei Herzkranken. Z Cardiol 65:1124
222. Manger WM, Bollman JL, Mahler FT, Berksan J (1957) Plasma concentration of epinephrine in hemorrhagic and anaphylactic shock. Amer J Physiol 190:310
223. Marco J, Calle C, Roman D, Diaz-Fierros M, Villannera M, Valverde J (1973) Hyperglucagonemia induced by glucocorticoid treatment in man. New Engl J Med 288:128
224. Marczynska A, Adameczyk B, Gedliczka D, Kulpa D (1966) Influence of hemorrhage on the muscle composition in rabbits. Pol Przeg Chir 38:273
225. McCornitz JR, Lien WM, Hermann AH, Egdahl RH (1969) Glucose and insulin metabolism during shock in the dog. Surg For 20:12
226. McKay DG (1965) Disseminated intravascular coagulation, an intermediary mechanism of disease. Harper & Row, New York
227. McMicharr JC, Rosengarten DS (1976) Das posttraumatische Lungen-Syndrom. Definition, Diagnose und Therapie. Med Welt 27 N F:2331
228. Megnid MM, Breman MF, Müller MA, Aotzi TT (1972) Glucagon and trauma. Lancet II:1145
229. Meßmer K (1974) Hämodynamik des Schocks. Langenbecks Arch Klin Chir 337:157
230. Migone L (1962) Metabolische Aspekte des Schocks. In: Bock KD (Hrsg) Schock. Springer, Berlin Göttingen Heidelberg
231. Miller RA, Benfey BG (1958) The fluorimetric estimation of adrenalin und noradrenalin during hemorrhagic hypotension. Brit J Anaesth 30:158
232. Mills M, Mc Fee AS, Baisch BF (1967) The postresuscitation wet lung syndrome. Ann thorac Surg 3:182
233. Moore FD (1958) Common patterns of water and electrolyte change in injury, surgery and disease. New Engl J Med 258:277
234. Moore FD (1959) Metabolic care of the surgical patient. Saunders, Philadelphia London
235. Moore FD, Ball MR (1969) The metabolic response to surgery. Chapters 2 and 3. Thomas, Springfield (I11)
236. Moore FD, Brennan MF (1975) Surgical injury: Body composition, protein metabolism and neuroendocrinology. In: Ballinger WF (ed) Manual of surgical nutrition. Saunders, Philadelphia London Toronto, p 169
237. Monasterio G (1962) Bull Soc int Chir 2:1
238. Monticelli G (1968) Die Behandlung des Polytraumatisierten in der orthopädischen Universitätsklinik Rom. AO-Kurs Davos
239. Morris GE, Korner A (1970) The effect of glucose on insulin biosynthesis by isolated islets of langerhans of the rat. Biochem biophys Acta 208:404
240. Moss GS, Gerchio GM, Siegel DC, Popovich PA, Butler E (1970) Serum insulin response in hemorrhagic shock in baboons. Surgery 68:34

241. Mueller RA, Millward DK, Woods JW (1974) Circulating catecholamines, plasma renin and dopamin-beta-hydroxylase-activity with postural stress. Pharm Biochem Beh 2:757

242. Munro HN, Chalmers MJ (1945) Fracture metabolism at different levels of protein intake. Brit J exp Path 26:396

243. Nahas GG, Poyart D (1967) Effect of arterial pH alterations on metabolic activity of norepinephrine. Amer J Physiol 212:765

243a. Nahmer von der D, Miss HD, Jahnke K (1971) Die Funktion der Nebennierenrinde im diabetischen Coma. Klin Wschr 49:578

244. Nestel PJ (1964) Plasma triglyceride concentration and plasma free fatty acid changes in response to norepinephrine in man. J Clin Invest 43:77

245. Neuhof H, Lasch HG (1972) Pathomechanismen der Mikrozirkulation im Schock. Med Welt 23 (NF):1057

246. Neuhof H, Lasch HG (1974) Verbrauchskoagulopathie und Schock. In: Schneider KW (Hrsg) Fibrinolytische Therapie. Med Verlagsges mbH, Marburg

247. Niethard FU (1975) Die besondere Bedeutung des schweren Schädel-Hirntraumas im Rahmen der lebensbedrohlichen Mehrfachverletzungen. Mschr Unfallheilk 78:97

248. Nikki P, Takki S, Tammisto T (1972) Effect of operative stress on plasma catecholamine levels. Ann Clin Res 4:146

249. Opie LH (1975) Metabolism of free fatty acids, glucose and catecholamines in acute myocardial infarction. Am J Card 36:938

250. Palm D (1978) pers. Mitteilung

251. Palm D, Appel E (1976) Sympatho-nervale und sympatho-adrenale Aktivität. In: Schmidt K, Schultis K (Hrsg) Neurogener Schock. Schattauer, Stuttgart

252. Pandolfi M, Nilsson JM (1972) On coagulation and fibrinolysis in trauma and shock. Europ Surg Res 4:153

253. Passon PG, Peuler JD (1973) A simplified radiometric assay for plasma norepinephrine and epinephrine. Analyt Biochem 51:618

254. Paton DM, Gillis CN (1971) Effect of hemorrhagic shock on the peripheral dispositon of catecholamines, Arch int Pharmacodyn 171:369

255. Peer RM, Schwartz SJ (1975) Development and treatment of posttraumatic pulmonary platelet trapping. Ann Surg 181:447

256. Pekkarinen A (1960) The effect of operations and physical injury on the adrenal glands and the vegetative nervous system in man. In: Stoner HB, Threlfall CJ (eds) The biochemical response to trauma. Blackwell, Oxford, p 217

257. Permutt MA, Kipnis DM (1972) Insulin biosynthesis. I. On the mechanism of glucose stimulation. J biol Chem 247:1194

258. Peter K (1978) Die Sicherstellung von Atmung und Kreislauf beim polytraumatisierten Patienten. Chirurg 49:601

259. Pfeiffer M, Kessler G, Döhn M, Horatz K (1979) Blutlactatspiegel nach Oberbaucheingriffen. Med Welt 30:661

260. Planz G, Planz R, Persigehl M, Bundschuh HD, Heintz R (1978) Adrenalin- und Noradrenalin-konzentration im Blut der Nebennieren- und Nierenvenen des Menschen bei normalem Blutdruck und bei essentieller Hypertonie. Klin Wschr 56:1109

261. Pflanzagl J (1968) Allgemeine Methodenlehre der Statistik II. 3. Aufl Gruyter, Berlin

262. Porte D (1967) A receptor mechanism for the inhibition of insulin release by epinephrine in man. J Clin Invest 46:86

263. Porte D, Graber AL, Kuznya T, Williams RH (1966) The effect of epinephrine on immunoreactive insulin levels in man. J Clin Invest 45:228

264. Prentice TC, Olney JM, Artz CP, Howard JM (1954) Studies of blood volume and transfusion therapy in the korean battle casualty. Surg Gynec Obstet 99:542

265. Rackwitz R, Jahrmärker H, Prechtel K, Theisen K, Grohmann H (1974) Hypoglykämie während Kreislaufschock. Klin Wschr 52:605

266. Randall RE, Papper S (1958) Mechanism of postoperative limitation in sodium excretion. The role of extracellular fluid volume and of adrenal cortical activity. J Clin Invest 37:1628

267. Randle PJ, Garland PB, Hales CN, Newsholme EA (1963) The glucose fatty-acid cycle. Its role in insulin sensivity and the metabolic disturbances of diabetes mellitus. Lancet I:785

268. Rehn J (1966) Probleme der Diagnostik und Behandlung des schweren Unfalles. Hefte Unfallheilk 87:111
269. Reimann R, Schwandt P (1971) Frischer Herzinfarkt und freie Fettsäuren. Dtsch med Wschr 96: 93
270. Remmele WD, Löw D (1973) Pathophysiologie der Thrombozyten im Schock. Klin Wschr 50:3
271. Reynolds JF, Pepe AJ, Hornberger HR, Rodriguez J (1976) Management of multiple trauma. J Maine Med Ass 67:34
272. Rocha DM, Faloona GR, Santensaino F (1973) Abnormal pancreatic alpha cell functions in bacterial infections. New Engl J Med 288:700
273. Rokkanen P, Alho A, Lahdensem M, Julkunen H, Kataja J (1974) Intensive care of patients with severe blunt injuries. Acta chir scand 140:19
274. Rosenthal SM, Millian CR (1954) The role of fluids, electrolytes and plasma proteins in experimental traumatic shock and hemorrhage. Pharmacol Rev 6:489
275. Ross H, Johnston JDA, Welborn TA, Wright AD (1966) Effect of abdominal operation on glucose tolerance and serum levels of insulin, growth hormone and hydrocortisone. Lancet II:563
276. Rüedi Th (1971) Der Polytraumatisierte in der integrierten chirurgischen Abteilung. Therap Umschau 28:799
277. Rüedi Th (1972) Vorgehen bei Indikationsstellung und Frühversorgung Schwerverletzter. Helv chir Acta 39:23
278. Rüedi Th, Wolff G (1975) Vermeidung posttraumatischer Komplikationen durch frühe definitive Versorgung von Polytraumatisierten mit Frakturen des Bewegungsapparates. Helv chir Acta 42:507
279. Ruffel-Smith HP (1970) Time to die from injuries received in road traffic accidents. Injury 2:99
280. Rushmer RL, Van Cittes, Franklin D (1962) Definition und Einteilung der verschiedenen Formen des Schocks. In: Bock KD (Hrsg) Schock. Springer, Berlin Göttingen Heidelberg
281. Rusell RCG, Walker CJ, Bloom SR (1975) Hyperglucagonaemia in the surgical patient. Brit med J I:10
282. Saito S (1928) Effect of haemorrhage upon the rate of liberation of epinephrine from the suprarenal gland of dogs. Tohoku J exp Med 11:79
283. Sefrin P (1980) Erste-Hilfe bei polytraumatisierten Verletzten. In: Streicher HJ und Rolle J (Hrsg) Mehrfachverletzungen Springer Berlin Heidelberg New York S 53
284. Sefrin P, Brunswig D, Seyboldt A (1977) Untersuchungen zur Dynamik der Blutgerinnungsstörung beim traumatisch-hämorrhagischen Schock. Chirurg 48:227
285. Selye H (1936) A syndrom produced by diverse noxious agents. Nature (London) 138:32
286. Selye H (1969) Das allgemeine Adaptations-Syndrom als Grundlage für eine einheitliche Theorie der Medizin. Dtsch med Wschr 76:497
287. Seyle H, Dosne C (1941) Influence of traumatic shock on blood sugar of adrenalectomized rats treated with adrenal cortical extract. Proc Soc Exp Biol Med 48:532
288. Siegenthaler W, Werming C (1972) Die Regulation des Wasser- und Elektrolythaushalts. Therapiewoche 22:562
289. Simcone FA (1960) Keynote adress in shock. Shock symposium, Walter Reed Med Cent, Washington DC
290. Sinagowitz E, Rahmer H, Rink R, Kessler M (1974) Die Sauerstoffversorgung von Leber, Pankreas, Duodenum, Niere und Muskel während des hämorrhagischen Schocks. Langenb Arch Klin Chir suppl chir Forum, S 301
291. Shoemaker WC (1964) Hepatic physiologic and morphologic alteration in hemorrhagic shock. Surg Gynec Obstet 118:829
292. Singer B, Stack-Dunne MP (1955) The secretion of aldosterone and corticosterone by the rat adrenal. J Endocrin 12:130
293. Skillmann JJ, Hedley-White J, Pallotta JA (1970) Hormonal, fuel and respiratory relationships after acute blood loss in man. Surg Forum 21:23
294. Smith LL, Veragut UP (1964) The liver and shock, initiating and perpetuating factors. Progr Surg 4:55
295. Sommerkamp H (1970) Veränderungen des Säure-Basen-Haushalts im Schock. In: Zimmermann W, Staib J (Hrsg) Schock. Stoffwechselveränderungen und Therapie. Schattauer, Stuttgart
296. Symington T (1965) Functional pathology of the human adrenal gland. Livingstone, Edinburgh
297. Steele R (1966) The influence of insulin on the hepatic metabolism of glucose. Erg Physiol 57:91

298. Stückel H (1971) Änderungen des Säure-Basen-Haushaltes, der Serumelektrolyte und Leberfunktionswerte nach massiven Bluttransfusionen. Bibl haemat 37:206

299. Stolz Ch, Koslowski L (1972) Volumen- und Elektrolytsubstitution bei traumatischen Schockzuständen. Therapiewoche 22:607

300. Stoner HB, Heath DF (1973) The effects of trauma on carbohydrate metabolism. Brit J Anaesth 45:244

301. Stremmel W (1973/74) Die Bedeutung des zyklischen Adenosinmonophosphats bei stressinduzierten Stoffwechselstörungen. Infusionsther 1:36

302. Stremmel W (1973/74) Zur Pathogenese der Kohlenhydratstoffwechselstörungen nach operativen Eingriffen. Infusionsther 1:294

303. String T, Robinson J, Blaisdell FW (1972) Massive trauma − Effect of intravascular coagulation on prognosis. Arch Surg 102:406

304. Schildberg FW (1976) Die kurzfristige Infusionstherapie. In: Heberer G, Schultis K, Hoffmann K (Hrsg) Postaggressionsstoffwechsel. Schattauer, Stuttgart

304a. Schildberg FW, Zumtobel V (1976) Aktuelle Gesichtspunkte zur postoperativen Infusionstherapie. Chirurg 47:164

305. Schlag G (1973) Probleme des Eiweißstoffwechsels in der Intensivbehandlung der Traumatologie. Zbl Chir 98:1089

306. Schlag G, Haas-Denk S, Wriedt-Lübbe J, Blümel G (1977) Untersuchungen der fibrinolytischen Aktivität im Gewebe bei polytraumatisierten Patienten. Unfallheilk 80:269

307. Schmit-Neuerburg KP, Wilde CD, Weiss H (1976) Richtlinien zur Versorgung Mehrfachverletzter. In: Pichlmayr R (Hrsg) Postoperative Komplikationen. Springer, Berlin Heidelberg New York, S 363

308. Schriefers KH (1971) Dringlichkeitsfragen bei der Erstversorgung kombinierter und Mehrfachverletzungen. Langenb Arch klin Chir 329:53

309. Schultis K (1971) Streß und Adaptationssyndrom aus chirurgischer Sicht. Dtsch med Wschr 96: 1339

310. Schultis K (1970) Veränderungen im Kohlenhydrat- und Fettstoffwechsel nach Operationen und Trauma. Habilitationsschrift, Gießen

311. Schultis K (1976) Postaggressionsstoffwechsel als Adaptation und als Krankheit. In: Heberer G, Schultis K, Hoffmann K (Hrsg) Postaggressionsstoffwechsel. Schattauer, Stuttgart

312. Schultis K, Geser CA (1968) Klinische Untersuchungen über die Anwendungen von Kohlenhydraten. In: Lang K, Frey R, Halmagyi M (Hrsg) Kohlenhydrate in der dringlichen Infusionstherapie. Anaesthesiologie und Wiederbelebung, Bd 31, Springer, Berlin Heidelberg New York, S 30

313. Schultis K, Beisbarth H (1975) Pathobiochemie des Postaggressionsstoffwechsels. In: Ahnefeld FW, Burri C, Dick W, Halmagyi M (Hrsg) Infusionstherapie II. Klinische Anästhesiologie und Intensivtherapie, Bd 7, Springer, Berlin Heidelberg New York, S 35

314. Schultis K, Beisbarth H (1972) Posttraumatic energy metabolism. In: Wilkinson AW (ed) Parenteral nutrition. Churchill Livingstone, Edinburgh London, p 255

315. Schultis K, Diedrichson W, Halm O (1970) Xylit in der Stoffwechselführung bei Streßzuständen. Med Ernähr 11:59

316. Schulze B, Kafarnik H (1970) Biochemische Grundlagen der gestörten Wechselbeziehungen zwischen Kohlenhydrat- und Fettstoffwechsel bei Diabetes mellitus. Klin Wschr 48:1147

317. Schumer W, Erve PR (1975) Cellular metabolism in shock. Circul Shock 2:109

318. Schumer W, Nyhus LM (1974) Treatment of shock, principles and practice. Lea and Febiger, Philadelphia

319. Schweiberer L, Sauer K (1974) Pathophysiologie der Mehrfachverletzung. Langenb Arch klin Chir 337:149

320. Schweiberer L, Dahbe T, Klapp F (1978) Die Mehrfachverletzung: Schweregrad und therapeutische Richtlinien. Chirurg 49:608

321. Taylor FHL, Levenson SM, Adams MA (1944) Abnormal carbohydrate metabolism in human thermal burns. New Engl J Med 231:437

322. Teichert Ch, Julius U (1974) Fett- und Kohlenhydratstoffwechsel beim Schock und Herzinfarkt. Dtsch Gesundheitswes 29:1105

323. Thal AP, Brown EB, Hermreck AS, Bell HH (1972) Shock − a physiologic basis for treatment. Year Book Med Publ, Chicago

324. Thaler JJ (1935–1936) Evidence of permeability of tissue cells to potassium. Proc Soc Exp Biol Med 33:368
325. Thiele R (1974) Das Schocksyndrom. Zschr ärztl Fortb 68:772
326. Thomitzek WD, Baum H, Verlohren HB (1971) Lipazidämie im allergischen Schock bei Insulin-allergie. Z ges inn Med 26:658
327. Thomsen V (1938) Studies of trauma and carbohydrate metabolism with special reference of the existence of traumatic diabetes. Acta med scand Suppl 91
328. Tönnis W, Löw F (1953) Einteilung der gedeckten Hirnschädigungen. Ärztl Prax 5:13
329. Tremolieres J (1962) Protein metabolism (intern. Symposium) Leyden 1962. Springer, Berlin Göttingen Heidelberg, p 161
330. Trede M, Kersting KH (1978) Abdominalverletzungen beim Polytraumatisierten. Chirurg 49:672
331. Truckenbrodt H (1976) Unfälle im Kindesalter. Notfallmed 7:396
332. Truniger B (1970) Beziehung zwischen Säure-Basen-Gleichgewicht und Elektrolythaushalt im Schock. In: Zimmermann W, Staib J (Hrsg) Schock. Stoffwechselveränderungen und Therapie. Schattauer, Stuttgart
333. Tscherne H, Trentz O (1977) Mehrfachverletzungen. In: Heberer G, Köle W, Tscherne H (Hrsg) Lehrbuch der Chirurgie. Springer, Berlin Heidelberg New York
334. Tziros H (1962) Unveröffentlichte Befunde. Zit. bei (164)
335. Valori CM, Thomas J, Shillingford J (1967) Free noradrenaline and adrenaline excretion in relation to clinical syndromes following myocardial infarction. Amer J Cardiol 20:605
336. Van der Waerden BL (1957) Mathematische Statistik. Springer, Berlin Göttingen Heidelberg
337. Vinazzer H (1972) Gerinnungsstörungen in der Praxis. Fischer, Stuttgart
338. Vigas M, Haist RE, Bauer F, Drucker WR (1971) Insulin excretion during hemorrhagic shock. In: Kovack AGB, Stoner HB, Spitzer JJ (eds) Symposium on neurohumoral and metabolic aspects of injury, Budapest. New York Plenum, p 179
339. Vorholz HJ (1977) Verkehrsunfälle. Jahresübersicht 1976. Mitteilungen der Hauptabteilung Verkehr des ADAC, Reg.-Nr. 09301/082
340. Wang SC, Overmann RR, Fertig JW, Root WS, Gregersen MJ (1947) The relation of blood volume reduction to mortality rate in hemorrhagic and traumatic shock in dogs. Amer J Physiol 148:164
341. Wang SC (1947) The importance of afferent nervous factor in experimental traumatic shock: The effect of chronic deafferentation. Amer J Physiol 148:547
342. Watts DT (1965) Adrenergic mechanisms in hypovolemic shock. In: Mills LC, Moyer JH (eds) Shock and hypotension. Grune & Stratton, New York, p 385
343. Walker WF, Zileli MS, Reutter FW, Shoemaker WC, Friend D, Moore FD (1959) Adrenal medullary secretion in hemorrhagic shock. Amer J Physiol 197:773
344. Waterlow JC (1969) The assessment of protein nutrition and metabolism in whole animal, with special reference to man. In: Munro HN (ed) Mammalian protein metabolism. Vol 3, Academic Press, New York, p 326
345. Weil HM, Afifi AA (1970) Experimental and clinical studies on lactate and pyruvate as indicator of the severity of acute circulatory failure (shock). Circulation 41:989
346. Willerson JT, Hutcherson DR, Leshin SJ (1974) Serum glucagon and insulin levels and their relationship to blood glucose values in patients with acute myocardial infarction and acute coronary insufficiency. Amer J Med 57:747
347. Werner M, Cohen C (1969) Changes in serum proteins in the immediate postoperative period. Clin Sci 36:173
348. Wilson RF (1974) Acid-base abnormalities in clinical shock. In: Schumer W, Nyhus LM (eds) Treatment of shock. Lea & Febriger, Philadelphia
349. Wilson RF, Mammen E, Walf AJ (1971) Eight years of experience with massive blood transfusions. J Trauma 11:275
350. Wilmore DW, Lindsey CA, Moylan J, Faloona GR, Printt BA, Unger RH (1974) Hyperglucagonemia after burns. Lancet I:73
351. Wilmore DW, Mason AD, Pruit BA (1976) Insulin response to glucose in hypermetabolic burn patients. Ann Surg 183:314
352. Wilmore DW, Long JM, Mason AD (1974) Catecholamines: mediator of the hypermetabolic response to thermal injury. Ann Surg 180:653

353. Wolff G (1979) Intensivmedizin für Mehrfachverletzte: Möglichkeiten und Grenzen. Schweiz Rundschau Med (Praxis) 68:35
354. Yalow RS, Varsano-Aharan N, Echemendia E, Berson SA (1969) HGH und ACTH secretory responses to stress. Horm Metab Res 1:3
355. Yates FE, Urquhart J (1962) Control of plasma concentrations of adrenocortical hormones. Physiol Rev 42:359
356. Young JG, Gray J (1956) Biochemical response to trauma. III. Epinephrine and norepinephrine levels in plasma of rats subjected to trumbling trauma. Amer J Physiol 186:67
357. Zileli MS, Gedik O, Adalar N, Caglar S (1974) Adrenal medullary response to removal of various amounts of blood. Endo 95:1477
358. Zimmermann W (1965) Die metabolische Acidose und ihre Bedeutung für die Nierendurchblutung. Langenb Arch klin Chir 313:984
359. Zimmermann W, Staib J (1970) Schock. Stoffwechselveränderungen und Therapie. Schattauer, Stuttgart
360. DRK – Zentralorgan Nr. 3 – 1977 ZO IV
361. Commitee on trauma of the American College of Surgeons (1976): Optimal hospital resources of care of the seriously injured. ACS Bull 61:15

# 8 Sachverzeichnis

# Anaesthesiologie und Intensivmedizin

Anaesthesiology and Intensive Care Medicine

Herausgeber: H. Bergmann (Schriftleiter),
J. B. Brückner, R. Frey, M. Gemperle,
W. F. Henschel, O. Mayrhofer, K. Peter

Band 117
K.-J. Fischer

## Der Einfluss von Anaesthetica auf die Kontraktionsdynamik des Herzens

Tierexperimentelle Untersuchungen
1979. 181 Abbildungen, 33 Tabellen. XII, 276 Seiten
DM 79,–
ISBN 3-540-09143-2

Band 118

## Dobutamin

Eine neue sympatomimetische Substanz
Herausgeber: H. Just
1978. 56 Abbildungen, 6 Tabellen. XI, 81 Seiten
DM 36,–
ISBN 3-540-09077-0

Band 119
G. Metz

## Sympathico-adrenerge Stimulation und Lungenveränderungen

1979. 40 Abbildungen, 11 Tabellen. VIII, 90 Seiten
DM 44,–
ISBN 3-540-09168-8

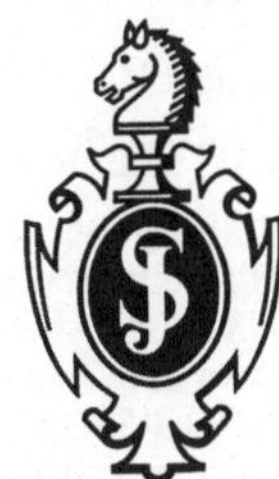

Springer-Verlag
Berlin
Heidelberg
New York

Band 120
E. G. Star

## Äthylenoxid-Sterilisation

1979. 2 Abbildungen, 4 Tabellen. VIII, 43 Seiten
DM 26,–
ISBN 3-540-09294-3

Band 121
H. P. Siepmann

## Zur Herzwirkung von Inhalationsanaesthetica

Der isolierte Katzenpipillarmuskel als Myokard-Modell
1979. 14 Abbildungen, 5 Tabellen. VIII, 63 Seiten
DM 39,50
ISBN 3-540-09230-7

Band 122

## Coronare Herzkrankheit

Physiologische, kardiologische und anaesthesiologische Aspekte. Weiterbildungskurs für Anaesthesieärzte am 10. Juni 1978 in Wuppertal
Herausgeber: J. Schara
1979. 61 Abbildungen, 15 Tabellen. IX, 97 Seiten
DM 48,–
ISBN 3-540-09416-4

Band 123
H. Kämmerer, K. Standfuss, E. Klaschik

## Pathologische pulmonale Kurzschlußperfusion

Theoretische, klinische und tierexperimentelle Untersuchungen zur Variabilität
1979. 23 Abbildungen, 8 Tabellen. VIII, 71 Seiten
DM 37,–
ISBN 3-540-09498-9

Band 124

## Neue Aspekte in der Regionalanaesthesie 1

Wirkung auf Herz, Kreislauf und Endokrinum
Postoperative Periduralanalgesie
Herausgeber: H. J. Wüst, M. Zindler
1980. 97 Abbildungen, 37 Tabellen. XIV, 196 Seiten
DM 68,–
ISBN 3-540-09500-4

Band 125

## Kreislaufschock

Herausgeber: J. B. Brückner
1980. 407 Abbildungen, 96 Tabellen.
XXIV, 646 Seiten
DM 168,–
ISBN 3-540-09660-4

# Anaesthesiologie und Intensivmedizin

Anaesthesiology and
Intensive Care Medicine

Herausgeber: H. Bergmann (Schriftleiter),
J. B. Brückner, R. Frey, M. Gemperle,
W. F. Henschel, O. Mayrhofer, K. Peter


Band 126
J. Neumark

## Die kontinuierliche lumbale Epiduralanaesthesie

1980. 46 Abbildungen, 9 Tabellen. XI, 137 Seiten
DM 62,–
ISBN 3-540-09657-4


Band 127

## Mehrfachverletzungen

Herausgeber: H.-J. Streicher, J. Rolle
1980. 97 Abbildungen. XI, 217 Seiten
DM 79,–
ISBN 3-540-09658-2


Band 128
P. Lemburg

## Künstliche Beatmung beim Neugeborenen und Kleinkind

Theorie und Praxis der Anwendung von Respiratoren beim Kind
1980. 85 Abbildungen. X, 146 Seiten
DM 63,–
ISBN 3-540-09659-0


Band 129

## 25 Jahre Anaesthesiologie und Intensivtherapie in Österreich

Herausgeber: K. Steinbereithner, H. Bergmann
1979. 54 Abbildungen, 40 Tabellen. X, 149 Seiten
DM 69,–
ISBN 3-540-09777-5


Band 130

## 25 Jahre DGAI

Jahrestagung in Würzburg, 12.–14. Oktober 1978
Herausgeber: K. H. Weis, G. Cunitz
1980. 689 Abbildungen, zahlreiche Tabellen.
XXXVIII, 1012 Seiten
DM 158,–
ISBN 3-540-10140-3


Band 131

## Akute respiratorische Insuffizienz

Herausgeber: K. Peter
1980. 83 Abbildungen, 12 Tabellen.
IX, 131 Seiten (18 Seiten in Englisch)
DM 58,–
ISBN 3-540-10185-3


Band 132

## Endocrinology in Anaesthesia and Surgery

Editors: H. Stoeckel, T. Oyama
With the co-operation of G. Hack
1980. 101 figures, 45 tables. XI, 203 pages
DM 94,–
ISBN 3-540-10211-6


Band 133

## Lormetazepam

Experimentelle und klinische Erfahrungen mit
einem neuen Benzodiazepin zur oralen und intravenösen Anwendung
Herausgeber: A. Doenicke, H. Ott
1980. 98 Abbildungen, 14 Tabellen.
XXI, 133 Seiten
DM 59,–
ISBN 3-540-10387-2


Band 134

## Thrombose und Embolie

Herausgeber: H. Vinazzer
Mit Beiträgen zahlreicher Fachwissenschaftler
1981. 129 Abbildungen, etwa 47 Tabellen.
Etwa 350 Seiten
ISBN 3-540-10393-7
In Vorbereitung


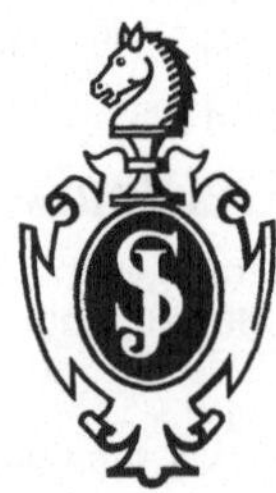

Springer-Verlag
Berlin
Heidelberg
NewYork